医療用医薬品
利益供与・贈収賄規制
ハンドブック

*Handbook of Japanese Regulations
on Transfer of Value and Bribery
to Healthcare Professionals*

ファーマ・インテグリティ株式会社　監修
弁護士・ニューヨーク州弁護士　木嶋洋平　編著

薬事日報社

はじめに

　本書は，医療用医薬品に関連して行う医療関係者等への利益供与および賄賂に関する規制に関し，基本的な規制の構造と監視の仕組み，過去の違反疑義事例等をコンパクトにまとめた書籍である。2020（令和2）年2月に刊行された「医療用医薬品広告規制ハンドブック」の対になるものとして企画されている。

　製薬企業におけるコンプライアンスの実務に携わる者として，しばしば遭遇する問題に日本における医療用医薬品に関するコンプライアンス規制の概要を，海外に所在する本社ないし子会社等のマネージャー等に伝達することの困難性がある。近年において製薬企業は外資・内資問わずに国際化が進んでおり，社内規程や手順書などをグローバルに統一ないし，一定程度ハーモナイズする動きがみられる。特に，米国における海外腐敗行為防止法（FCPA）や英国贈収賄防止法（UKBA）等は，自国外にも適用されることもあり，贈収賄を含む医療関係者への利益供与に関するルールをグローバルで共通化する必要性は大きい。

　しかしながら，「医薬品，医療機器等の品質，有効性及び安全性の確保等に関する法律」（薬機法）や日本製薬工業協会（製薬協）の制定する「製薬協コード・オブ・プラクティス」（製薬協コード）よりも，「医療用医薬品製造販売業における景品類の提供の制限に関する公正競争規約」（公正競争規約）を中心とする日本における利益供与・贈収賄規制の全体像を海外の社員等に伝達するのは，公的な英訳資料が限られていることもあり，必ずしも容易ではない。そこで，本書では一つの試みとして，利益供与・贈収賄規制の概要について英訳するとともに，海外（欧州及び米国）における規制との比較を行った。公正競争規約の文言をはじめ，公定訳がない場合がほとんどであるので，あくまで社内コミュニケーションのための参考資料として利用されることを想定している。国内外とのコミュニケーションの一助としていただければ幸いである。

　本書の作成に当たっては，ファーマ・インテグリティ株式会社に監修いただいたほか，薬事日報社の皆様に多大なるご支援・ご助力をいただいた。この場を借りて深く御礼を申し上げる。

2021年4月

弁護士・ニューヨーク州弁護士　木嶋洋平

本書を利用するにあたっての留意点

1. 本書は，公正競争規約を中心として，医療用医薬品に関する利益供与・贈収賄における規制の基本的な資料を掲載しているが，その全てを網羅していない。

　　特に，公正競争規約には「公正競争規約」本体や「公正競争規約施行規則」だけではなく，「公正競争規約運用基準」（運用基準）及び「運用基準解説」が存在し，実務的にはそちらを参照する場面が多い。医療用医薬品製造販売業公正取引協議会（公取協）の会員会社向けwebサイト（https://www.iyakuhin-koutorikyo.org/index.php）には，これら「運用基準」や「運用基準解説」を含め，多くの情報及び会員向けの刊行物が掲載されている。例えば，本書では掲載していないものの，実務上有用と思われる情報や会員向けの刊行物の例としては，次のものがある。

> - 医療用医薬品製造販売業公正競争規約解説書（運用基準解説）
>   「運用基準」と，その「解説」がそれぞれ対応する形式で掲載されている。
> - 必携MRのための公正競争規約
>   MR（医薬情報担当者）が日頃の情報提供活動において常に携帯し，公正競争規約に関する解釈や疑問の解決，あるいは，医療機関等への迅速な対応に資することを目的としている。
> - わかりやすい公正競争規約
>   パワーポイント形式で公正競争規約の内容等を解説しており，そのまま社内研修資材として使用できる。
> - 研修問題
>   具体的な事例を用いて公正競争規約上の運用の可否等を解説しており，そのまま社内研修資材として活用できる。
> - 公正競争規約質疑応答集
>   公正競争規約運用基準について，Q&A方式で実務上のガイダンスを掲載している。
> - 公正競争規約相談事例集
>   公取協に寄せられた事前相談のうち，よくある相談事例や，判断に迷う相談事例といった，会員会社間で共有すべき事例を集めたもの。

　　これら以外にも，会員向けwebサイトには，実務において参考となる情報が多く掲載されており，公正競争規約上で疑問が生じた場合には，このwebサイトを活用して該当情報の有無を確認することが有益である。

　　また，公務員規制に関しては，国家公務員倫理審査委員会のwebサイト（https://www.jinji.go.jp/rinri/）を参照することが有用である。例えば，本書には掲載していないものの，「国家公務員倫理規程解説」，「国家公務員倫理規程質疑応答集」，「倫理規程論点整理・事例集（令和2年新装版）」といった資料が公開されている。

2. 公正競争規約の体系的な理解を困難にしている理由の一つとして，公正競争規約における全体の構造の複雑さ（端的にいえば，どこに何が書いてあるのか分かりに

くい）がある。

　そのため，本書は一つの試みとして，公正競争規約の体系を理解しやすいよう，実務的な重要性や海外における規制（特に，国際製薬団体連合会（IFPMA）の制定するコード・オブ・プラクティス（IFPMAコード））との調和等も鑑みて，次のように規制の内容を分類した。

---

① 　会合の開催に関する規制（講演会，製品説明会，アドバイザリー会議等）

② 　飲食の提供に関する規制（茶菓・弁当，立食パーティー，慰労会等）

③ 　業務委託に関する規制（契約の締結，謝礼や交通費・宿泊費の支払い等）

④ 　物品等の提供に関する規制（医療に関連する物品やプロモーション用補助物品の提供等）

⑤ 　寄附に関する規制（研究活動に対する寄附金，講演会等に対する寄附金等）

⑥ 　その他の規制（広告，労務提供，行事参加等）

　なお，製薬企業による企画等の実施（典型的には，講演会の開催）は，多くの場合，複数の分類に関連するため，いずれにしても全体を俯瞰して理解する必要があることに留意されたい。

3. 本書の英訳は，可能な限り公的機関が作成した文書類に基づくよう心がけているが，現状において，例えば「医療用医薬品」，「講演会」，「製品説明会」といった基本的な用語でさえ，統一された訳語（公定訳）が存在しないため，「本書の英訳＝公定訳」ということではない。

　本書はこうした限界もふまえ，コンプライアンス部門等の社内リソースが十分ではない企業の「○○の英訳があると助かる」，「概要が英語でまとまっていると，海外マネジャーに説明しやすい」といった実務的ニーズを想定して英訳を試みたものであり，訳語そのもののスタンダード化は企図していない。そのため，各企業においてすでに定められた訳語等がある場合は，そちらを優先していただきたい。

4. 本書において，海外の利益供与・贈収賄規制を紹介する目的は，日本の利益供与・贈収賄規制を立体的かつ俯瞰的に理解し，かつ社内外あるいは国内外でのコミュニケーションの一助としてもらいたいからである。なお，海外の法規制を詳細に解説することは，必ずしも本書の目的に沿うものではないと考えられたため，「法的な意味における厳密さ」を追求した内容とはせず，その要点を述べるとともに，可能な限り最新の情報を反映させた。

5. 利益供与・贈収賄規制における用語は，各種法令，公正競争規約，製薬協コード，海外規制（IFPMAコード及び各国の法律等）によって統一されているわけではない。そのため，あらゆる場面で統一された用語とすることは非常に困難である。本書は「法的な意味での厳密性」よりも，「記述の平易さ」や「英訳との対応」を重視している面があるため，用語に関しては異論を持たれる読者もおられると思う。

　例えば「製薬企業」（Pharmaceutical Companies）は，特に断りがない限り医療用医薬品製造販売業者一般を指し，また，「医療関係者等」（Healthcare Professionals（HCPs））は，医療に従事する個人及び組織・法人を包括する概念として用いている（一方で，公正競争規約では，主に「医療機関等」が組織・法人を包括する概念と

して用いられており，医療関係者個人を指す場合は「医療担当者」が用いられる。本書では，公正競争規約に基づく記載についても，記述の統一性の観点から「医療関係者等」を用いている部分があることに留意されたい）。

　また，本書のタイトルにもなっている「利益供与」だが，英語における Transfer of Value（ToV）との対応を意識しており，広義の医療関係者等への経済的利益の移転という概念として用いている。そのため，公正競争規約における「景品類の提供」にほぼ対応するものと理解して差し支えない。

　なお，「贈収賄」ないし「賄賂」（Bribery）という用語は，一般的には公務員に対する利益の授受（多くの場合は刑事罰の対象となる）を指し，その意味において単なる「利益供与」とは区別されている。しかしながら，近年においては，「贈収賄」ないし「賄賂」の概念自体が相対化しており，非公務員に対する利益供与（「民間贈賄」や「商業賄賂」とも呼ばれる）も規制対象とする国も増えている。本書における「贈収賄」とは，公務員を中心とする医療関係者等への利益供与であって，刑事罰の対象となる行為を指す広義の概念であることに留意されたい。

目 次

第1章　医療関係者等への利益供与・贈収賄規制の基本的な構造

1　利益供与規制

(1) 法律による規制

1) 景品表示法

「不当景品類及び不当表示防止法」(景品表示法) 第4条は，「内閣総理大臣は，不当な顧客の誘引を防止し，一般消費者による自主的かつ合理的な選択を確保するため必要があると認めるときは，景品類の価額の最高額若しくは総額，種類若しくは提供の方法その他景品類の提供に関する事項を制限し，又は景品類の提供を禁止することができる」としている。

景品表示法は，1962 (昭和37) 年に独占禁止法の特例法として制定され，従来は公正取引委員会で運用されていたが，2009 (平成21) 年に，消費者庁が創設されたことに伴い，同庁に移管された。

また，景品表示法が消費者庁に移管されるのに伴い，同法の目的から「公正な競争の確保」との文言がなくなった一方で，「医療用医薬品製造販売業における景品類の提供の制限に関する公正競争規約」(公正競争規約) に基づく行為への独占禁止法の適用除外制度 (同法第31条5項) に変化はない (ただし，公正競争規約の認定は「公正取引委員会の認定」から「消費者庁長官及び公正取引委員会の共同認定」に変更されている)。

2) 医療用医薬品業等告示

「医療用医薬品業，医療機器業及び衛生検査所業における景品類の提供に関する事項の制限」(平成9年8月11日公正取引委員会告示第54号 (医療用医薬品業等告示)) は，景品表示法第4条の規定に基づき，製薬企業が，医療関係者等に対し，医療用医薬品等の取引を不当に誘引する手段として，正常な商慣習に照らして適当と認められる範囲を超えて景品類を提供する (利益供与を行うこと) ことを禁止している。

ただし，医療用医薬品製造販売業公正取引協議会 (公取協) の非会員会社については，公正競争規約の規制対象にはならないため，景品表示法第4条及び医療用医薬品業等告示によって消費者庁による規制を直接受けることになるが，この場合においても，公正競争規約の考え方や内容が医薬品業界における正常な商慣行とみなされ，消費者庁の判断や規制の基準となる。

なお，実務上は公取協へ加盟することが「MR認定センター」におけるMR (医薬情報担当者) の認定要件となっていることなどもあり，ほぼすべての製薬企業が公取協に加盟しているため，景品表示法及び医療用医薬品業等告示が直接適用される事例はほぼない。

(2) 自主基準による規制

1) 公正競争規約とは何か？

公正競争規約第3条では，製薬企業が，医療関係者等に対し，医療用医薬品の取引を不当に誘引する手段として，景品類を提供すること (利益供与を行うこと) を禁止している。公正競争規約は医薬品業界の自主基準ではあるが，景品表示法第31条の規定により，消費者庁長官及び公

Basic Structures of Regulations on Transfer of Value and Bribery to Healthcare Professionals

1 Regulations on Transfer of Value (ToV)

(1) Regulations by law

1) Premiums and Representations Act

Article 4 of the Act against Unjustifiable Premiums and Misleading Representations ("Premiums and Representations Act") states that "When the Prime Minister finds it necessary in order to prevent unjust inducement of customers and secure general consumers' voluntary and rational choice-making, the Prime Minister may limit the maximum value of a Premium or the total amount of Premiums, the kind of Premiums or means of offering of a Premium, or any other matter relating thereto, or may prohibit the offering of a Premium".

Premiums and Representations Act was enacted in 1962 as a special act to the Act on Prohibition of Private Monopolization and Maintenance of Fair Trade ("Antimonopoly Act") and the Premiums and Representations Act had been operated by the Fair Trade Commission ("FTC") until 2009, when the Consumer Affairs Agency ("CAA") was established and thereby CAA assumed the operation of the Act.

After CAA has assumed the operation of the Act, the words that "ensuring fair competition" have been deleted from the objective of the Act and the authorization of the Fair Competition Code in Ethical Pharmaceutical Drugs Marketing Industry ("FCC") has been switched from the FTC's unilateral authorization to the joint authorization by CAA and FTC. However, conducts made in accordance with the FCC remains exempted from the application of the Antimonopoly Act (see below).

2) Administrative Notice

In accordance with the said Article 4, the administrative notice of the Restrictions on Premium Offers in the Ethical Pharmaceutical Drugs Industry, the Medical Devices Industry and the hygienic Inspection Laboratory Industry (the "Notice") prohibits pharmaceutical companies from providing premiums to healthcare professionals/organizations ("HCPs") beyond the scope deemed appropriate in light of normal business practices as means of unjustly inducing transactions on prescription drugs.

Although non-member companies of the Japan Fair Trade Council of the Ethical Pharmaceutical Drugs Marketing Industry ("JFTC") are not subject to the FCC and thereby directly subject to the Notice, the regulations under the FCC are still regarded as normal business practices in the pharmaceutical industry and serve as standards by CAA for interpretation of the Notice.

In practice, the membership of JFTC is required for the certification of MRs at the MR Education & Accreditation Center of Japan, and since almost all pharmaceutical companies are members of JFTC, there are virtually no cases where the Notice is directly applied to the pharmaceutical companies.

(2) Self-regulations

1) About the FCC

Article 3 of the FCC prohibits pharmaceutical companies from providing premiums to HCPs as means of unjustly inducing transactions on prescription drugs. While the FCC is a self-regulation in the pharmaceutical industry, it is also legally supported by Article 31 of the Premiums and Representations Act and has the legal effect that the acts made in accordance with the FCC are exempted from the application of the Antimonopoly Act. The FCC was originally issued in 1983 and the lastly revised in 2016.

The rationales of the FCC are explained as follows.

図表1　公正競争規約の基本体系

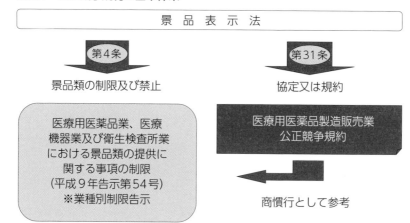

正取引委員会の認定を受けた公正競争規約に基づく行為には独占禁止法の適用除外の効果が認められるため，自主基準とはいえ，法的な裏付けを持ったものである。公正競争規約は1983（昭和58）年に初めて制定され，最新の改定は2016（平成28）年に行われている。

　公正競争規約の根拠は，次のとおりである。

❶　不当な景品類の提供は，医療機関等における医薬品の適正な購入選択を歪め，その結果，医薬品の過剰，不適正使用を招くおそれがある。

❷　医療保険制度，薬価基準制度の下で，消費者（患者，保険者）の負担する薬剤費及び受けるサービスの内容は定められているので，医療関係者等に対する不当な景品類の提供は，薬剤費に反映されることもなく，医療サービスとして還元されることもない。全く無駄な流通コストになるだけである。

❸　医療関係者等に対する景品類としての金品提供は，納入価格に反映されることはなく，薬価基準価格の適正な決定を阻害するおそれがある。

❹　不当な景品類の提供が許容されることは，競争上，外国企業あるいは新規参入企業に不利になり，また，大手企業に有利，中小企業に不利になる。

❺　医薬品購入の誘引手段として医師等に金品を提供する行為に対しては，社会的非難が強い。

❻　欧米主要国でも，医薬品の適正使用，医師による適正な処方を歪めることを防止するため，また，医療コスト増大を防止する観点から，製薬企業の医療関係者等に対する金品，サービスの提供の規制は強化される傾向にある。

❼　今後，医療保険制度の改革が実施されたとしても，景品類の提供行為の弊害は，増大することはあっても減少することはない。

コラム

公正競争規約の成立経緯

日本の製薬業界では，昭和40年代から50年代半ばまで，サンプル添付や臨床報告などを利

Chart 1 Basic Framework of the FCC

Premiums and Representations Act

Article 4

Article 31

Limitation/Prohibition of Premiums

Agreements or Covenants

Restrictions on Premium Offers in the Ethical Pharmaceutical Drugs Industry, the Medical Devices Industry and the Hygienic Inspection Laboratory Industry (Public Notice No. 54 of 1997)

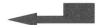
Fair Competition Code concerning Restriction on Premium Offers in Ethical Pharmaceutical Drugs Marketing Industry

Refer to as a business custom

(i) Unfair premiums may distort HCPs appropriate selection of prescription drugs and thereby may lead to excessive or inappropriate use of the drugs.

(ii) The premiums will ultimately be the improper distribution costs under the unilateral health insurance and public drug price systems in Japan. While the cost of medicines borne by consumers (patients and insurers) and the medical services they receive are predetermined, unfair premiums to HCPs are not reflected in the cost of medicines/services.

(iii) Provision of money and goods as premiums to HCPs may impede the fair determination of the national drug prices since the premiums are not reflected in the end price;

(iv) Allowing unfair premiums will be advantageous to major companies and be disadvantageous to foreign companies, new companies, or small companies;

(v) Social criticisms are strong against providing money and goods to HCPs as means of inducing the transaction of the prescription drugs.

(vi) In major countries in Europe and the United States, regulations on provision of money, goods, or services from pharmaceutical companies to HCPs have been strengthened to prevent the increase of healthcare costs, inappropriate use or distorted prescription by physicians.

(vii) Even if the healthcare systems in Japan will be reformed in the future, the harmful effects of providing premiums will not decrease.

Column

Historical Background of the FCC

From the mid-1960s to 1980s, fierce competition such as giving cashbacks in the form of samples or remuneration for clinical reports were conducted in the Japanese pharmaceutical industry. In October 1982, the Ministry of Health and Welfare ("MHLW") issued a request the Japan Pharmaceutical Manufacturers Association ("JPMA") for the improvement of the distribution practices, in particular for the creation of the FCC and the improvement of transactional terms. In response, in November 1982, JPMA announced the creation of the FCC but June 1983, FTC rendered a decision against JPMA on cartel case involving pharmaceutical companies and wholesalers to eliminate the violation and gave a warning to the Federation of Japan Pharmaceutical Wholesalers Association ("JPWA").

Furthermore, in June 1983, MHLW and FTC jointly issued a notice named "For Improving Distribution

用したキャッシュバックなどすさまじい過当競争が行われていた。1982（昭和57）年10月，当時の厚生省から「医療用医薬品流通の改善に関する基本方針」として，流通改善について具体的取り組みの検討，特に公正競争規約の設定，取引条件の改善についての要請があり，日本製薬工業協会（製薬協）は，同年11月に医療用医薬品製造業公正競争規約の策定を掲げた。一方，公正取引委員会は，製薬企業と医薬品卸業者のカルテル事件に対し，1983（昭和58）年6月，製薬協に違反行為の排除勧告審決を下すとともに，日本医薬品卸業連合会に警告を下した。

　さらに，1983（昭和58）年6月，厚生省，公正取引委員会は連名で「医療用医薬品の流通改善について」を発表し，製薬産業界に対する具体的な方針を示した。これを受けて「公正競争規約」案を作成し，公正取引委員会の認定を受け，1984（昭和59）年7月に「公正競争規約」が施行され，同時に医療用医薬品製造業公正取引協議会（現在の公取協）が設立された。

　このような歴史的な経緯もあり，公取協の権限・運用は完全に製薬協から切り離された。その一方で，景品表示法・公正競争規約の所管が公正取引委員会であったこともあり，日本の利益供与規制は，形式的には「競争法」の一部として位置付けられることになった（この点が日本特有であることは，本書第3章を参照）。

　しかしながら，本来利益供与規制は「処方の選択は患者利益を中心になされており，製薬企業からの不当な利益供与によって医療関係者等の意思決定が歪められていない」という，社会からの信頼（Trust）を維持・向上させるための高潔さ（Integrity）の一部として建てつけられるのが「原点」であり，当該「原点」を十分に理解して公正競争規約を「解釈」することが有益である。この視点を常に有しておくことで「なぜこの行為は禁止されるのか」という根本的な意義・趣旨から規制を理解することができ，「明文で禁止されていないことはやっても良い」という極端な意思決定を遠ざけることができる。このことは，究極的には患者貢献を核とした社会価値の提供と，それによる持続的な企業価値の向上という，各製薬企業，ひいては製薬産業全体の存立意義を高めることにもつながるものである。

2）公正競争規約の構成

　公正競争規約は，公正競争規約本体が12ヵ条，公正競争規約施行規則[*1]が6ヵ条，運用基準が4つあり，運用基準はさらに10項目に細分されている。公正競争規約施行規則は公正競争規約の実施に関する事項を，運用基準はさらに具体的な実施に関る事項を定めたものである。

　公正競争規約本体については消費者庁長官及び公正取引委員会の「認定」，公正競争規約施行規則については同長官及び同委員会の「承認」，運用基準等については同長官及び同委員会への「届出」を行うことによって，これらが景品表示法第31条の要件に適合しているとの消費者庁長官及び公正取引委員会の確認を得ている。

　なお，実務上は運用基準の「解説」（公取協会員企業用の内部資料）も重要となるが，「解説」自体には消費者庁長官及び公正取引委員会への届出義務はない（ただし，通常の場合「解説」が改訂される際は，公取協から事前に会員企業へ通知がなされる）。

[*1] 医療用医薬品製造販売業における景品類の提供の制限に関する公正競争規約施行規則

Practices of Prescription Drugs" and announced a specific policy. In response, the FCC was drafted and authorized by the FTC. JFTC has been established since July 1984 and the FCC has been enforced at the same time.

Because of such historical backgrounds, operations of JFTC has been detached from JPMA. Also, because the Premiums and Representations Act was governed by FTC, Japanese regulations on ToV had been operated as a part of competition laws (see Chapter III below).

However, the core of regulations on ToV is integrity to maintain the "trust" in society, which is that prescriptions by HCPs are made for the benefit of patients and the selection is not distorted by inappropriate payment from pharmaceutical companies. Interpretations of the FCC should be made in the full understanding of such underlying idea and by maintaining such perspective, the fundamental meaning of the ToV regulations can be better understood. By doing so, people may understand "why these acts are prohibited" and may avoid taking extreme actions such as "doing whatever is not prohibited by law". This will ultimately lead to the creation of sustainable social value centered on the contribution of patients, which in turn increases the viability of each pharmaceutical company and the whole pharmaceutical industry.

2) Composition of the FCC

The main body of the FCC has 12 articles. The FCC also has its Enforcement Rules (having 6 articles), and 4 main Operation Standards, which further divided into 10 items. The Enforcement Rules stipulates matters related to the implementation of the FCC, and the Operation Standards stipulate matters related to the further details of its implementation.

CAA and FTC confirm that the FCC conforms to the requirements set forth in Article 31 of the Premiums and Representations Act through the authorization of the FCC, the approval of the Enforcement Rules, and the notification of the Operation Standards from JFTC to the Director-General of CAA respectively.

In practice, the commentaries of the Operation Standards are also important, but the commentaries are not published (only available at the members' website). On the other hand, the member companies are notified by JFTC in advance when the commentaries are revised.

Chart 2　Operation Standards

Name of Operation Standards (Separate Name)	Item
I. Operation Standards on Article 3 (Operation Standards on the Principle of Premium Offers)	I-1　Standards on the principle of premium offers I-2　Standards on donations
II. Operation Standards on Article 4 (Operating standards on examples where provision is restricted)	
III. Operation Standards on Article 5 (Operating standards on examples where provision is not restricted)	III-1　Standards on necessary and useful goods and services III-2　Standards on medical or pharmaceutical information III-3　Standards on drug samples III-4　Standards on entrustment of research and studies III-5　Standards on lecture meetings of in-house drugs
IV. Operation Standards on Article 5 of the Enforcement Rules (Operation standards on provision of small amounts of premiums, etc.)	IV-1　Standards on small and fair premiums IV-2　Standards on social gatherings IV-3　Standards on memorial events

図表2　運用基準

運用基準名称 （別称）	項目
Ⅰ　規約第3条の運用基準 （景品類提供の制限の原則に関する運用基準）	Ⅰ-1　景品類提供の原則に関する基準 Ⅰ-2　寄附に関する基準
Ⅱ　規約第4条の運用基準 （提供が制限される例に関する運用基準）	
Ⅲ　規約第5条の運用基準 （提供が制限されない例に関する運用基準）	Ⅲ-1　必要・有益な物品・サービスに関する基準 Ⅲ-2　医学・薬学的情報に関する基準 Ⅲ-3　試用医薬品に関する基準 Ⅲ-4　調査・研究委託に関する基準 Ⅲ-5　自社医薬品の講演会等に関する基準
Ⅳ　施行規則第5条の運用基準 （少額の景品類の提供などに関する運用基準）	Ⅳ-1　少額・適正な景品類に関する基準 Ⅳ-2　親睦会合に関する基準 Ⅳ-3　記念行事に関する基準

　3）公正競争規約における景品類の定義

　公正競争規約第3条「医療用医薬品製造販売業者は，医療機関等に対し，医療用医薬品の取引を不当に誘引する手段として，景品類を提供してはならない」における「景品類」とは，「顧客を誘引するための手段として，方法のいかんを問わず，医療用医薬品製造販売業者が自己の供給する医療用医薬品の取引に付随して相手方に提供する物品，金銭その他の経済上の利益」（公正競争規約第2条第5項）のことであり，「経済上の利益」として，次が挙げられている。

❶　物品及び土地，建物その他の工作物
❷　金銭，金券，預金証書，当せん金附証票及び公社債，株券，商品券，その他の有価証券
❸　きょう応（映画，演劇，スポーツ，旅行，その他の催物等への招待又は優待を含む）
❹　便益，労務その他の役務

　なお，「正常な商慣習に照らして値引又はアフターサービスと認められる経済上の利益及び正常な商慣習に照らして医療用医薬品に附属すると認められる経済上の利益」は，「景品類」には含まれないものとされている（公正競争規約第2条第5項）。

　公正競争規約では，製薬企業が提供することができる景品類または経済上の利益の具体例として，次を挙げている。

❶　自社医薬品の使用上必要・有益な物品・サービス又はその効用，便益を高めるような物品若しくはサービスの提供
❷　医療用医薬品に関する医学・薬学的情報，自社医薬品に関する資料，説明用資材等
❸　試用医薬品
❹　製造販売後の調査・試験等，治験その他医学，薬学的調査・研究の報酬及び費用の支払い

3) Definition of premiums

Article 3 of the FCC states that pharmaceutical companies shall not offer premiums to HCPs as means of unjustly inducing transaction of prescription drugs. The term "premiums" refers to goods, money, or other kinds of economic benefits that pharmaceutical companies may offer to the other party, to induce customers, in connection with transactions of prescription drugs supplied by the pharmaceutical company, irrespective of the method employed (Article 2, Paragraph (5) of the FCC). The followings are listed as "economic benefits".

(ⅰ) Goods, land, buildings and other constructed structures

(ⅱ) Money, money certificates, bank deposit certificates, lottery certificates, bond or share certificates, exchange coupons and other securities;

(ⅲ) Entertainment (including invitations to movies, shows, sports, tours, and other events that is free of charge or with favorable fees);

(ⅳ) Benefits, labor and other services.

Premiums shall not include economic benefits that are deemed to be attached to the prescription drugs in light of normal business practices nor economic benefits that are deemed to be discounts or after-sales services in light of the normal business practices (Article 2, Paragraph (5) of the FCC).

Specific examples of the premiums or economic benefits that pharmaceutical companies may provide are listed as follows.

(ⅰ) Goods or services necessary or useful for the use of the pharmaceutical company's in-house drugs, or those that enhance the utility and benefits of such goods or services;

(ⅱ) Medical or pharmaceutical information on prescription drugs, or documents or explanatory materials related to pharmaceutical company's in-house prescription drugs;

(ⅲ) Drug samples;

(ⅳ) Remuneration and expenses for post-marketing surveillance and studies, clinical trials, and other medical or pharmaceutical studies and research;

(ⅴ) Not lavish nor excessive goods or services provided in connection with a lecture meeting of pharmaceutical company's in-house drugs or payment of costs in connection with the attendance of such meetings;

(ⅵ) Not lavish, nor excessive goods or services provided in connection with a memorial event of the medical institution as a whole;

(ⅶ) Goods of small amount not exceeding the scope deemed appropriate in light of normal business practices.

❺　自社医薬品の説明のための講演会等における華美，過大にわたらない物品，サービス，出席費用

❻　施設全体の記念行事に際して提供する華美，過大にわたらない金品

❼　少額で正常な商慣習に照らして適当と認められる範囲を超えない物品

図表3　医療機関等への景品類提供の制限の原則

> 医療用医薬品製造販売業者は，医療機関等に対し，取引を不当に誘引する手段として，景品類を提供してはならない（第3条）。

提供が制限される例
（第4条）

1. 医療担当者等個人
　（1）金品
　（2）旅行招待・優待
　（3）きょう応
2. 医療機関等
　無償で提供する医療用医薬品

提供が制限されない例
（第5条・施行規則第5条）

1. 必要・有益な物品・サービス
2. 医学・薬学的情報その他自社医薬品に関する資料，説明会用資材
3. 試用医薬品
4. 製造販売後の調査・試験等，治験その他医学，薬学的調査・研究の報酬及び費用
5. 自社医薬品の講演会時の景品類
6. 少額・適正な景品類
7. 記念行事に際する適正な贈答

4）公正競争規約の運用及び執行

公取協とは，公正競争規約を運用する業界の自主団体であり，次のような活動を行っている。

❶　公正競争規約の内容の周知徹底

❷　公正競争規約の相談や指導など

❸　公正競争規約違反の疑いがあった場合の事実調査と違反に対する措置

❹　景品表示法及び公正取引に関する法令の普及と違反防止

公取協の会員会社は，2021（令和3）年1月1日現在で224社となっている。会員会社による総会の下に理事会が置かれ，原則として日本製薬団体連合会（日薬連）会長が公取協の会長となり，製薬協，日本ジェネリック製薬協会（GE薬協），日本医薬品直販メーカー協議会（直販協），日本家庭薬協会（日家協），日本漢方生薬製剤協会（日漢協）の5団体の代表がそれぞれ副会長に選任されている。なお，理事会は29名によって構成されている。本部には，26社の常任運営委員会社を含む56社で構成される運営委員会があり，その下に実務委員会が置かれ，さらに運用基準グループ等が設置されて公正競争規約に関しての研究等を行っている。

また，公取協は本部の他に，全国に8支部を置いており，各支部では，公正競争規約の遵守徹底や違反防止などの活動を行い，会員会社に対して，公正競争規約に関する相談（事前相談制度）や，違反の疑いのある事案の調査等を行っている。

公取協は，事前相談委員会において公正競争規約上不可と判断した案件と同様の企画を，他の会員会社が気付かずに実施することを防止する等のために，相談会社の秘密保持の希望に反しな

Chart 3　Principle on restrictions on provision of premiums to HCPs

> Marketing Authorization Holders may not provide premiums to HCPs as means of unjustly inducing transactions of prescription drugs (Article 3)

Examples Where Provision is Restricted (Article 4)

1. Individual MR
   (1) Money and goods
   (2) Invitation to tours and receptions
   (3) Entertainments
2. HCOs
   Free prescription drugs

Examples Where Provision is Not Restricted (Article 5, Enforcement Rules 5)

1. Necessary and useful goods and services
2. Medical and pharmaceutical information, information related to the drugs, and materials for explanatory meetings
3. Drug samples
4. Remuneration and expenses for Post-marketing surveillance, testing, clinical trials, other medical and pharmaceutical research
5. Premiums at lecture meetings
6. Small and fair premiums
7. Appropriate gifts for memorial events

4) Operation and execution of the FCC

JFTC is a voluntary industry association that operates the FCC. JFTC engages in the following activities.

(i) Ensuring the compliance of the FCC by awareness-raising of member companies;
(ii) Providing member companies consultation and guidance on the FCC;
(iii) Investigating suspected violations by member companies and taking measures against such violations;
(iv) Disseminating information on regulations of Premiums and Representations Act and fair trades.

As of January 1, 2021, JFTC has 224 member companies. The Board of Directors is established at the general meeting of member companies. In principle, the chairperson of the Federation of Pharmaceutical Manufacturers' Associations of JAPAN serves as the chairperson of JFTC, and the representatives from 5 industry associations JPMA, Japan Generic Medicines Association ("JGA"), Japan Direct Selling Pharmaceutical Manufacturers Association ("JDSPA"), the Home Medicine Association of Japan ("HMAJ"), Japan Kampo Medicines Manufacturers Association ("JKMA")) are appointed as the vice chairpersons. The Board of Directors consists of 29 members. The JFTC's headquarters has the Steering Committee comprised from 56 companies, including 26 companies appointed as the permanent member, under which the Working Committee has been established, and an Operation Standards Groups have been formed to conduct research on the rules on fair competitions.

JFTC also has 8 branches throughout Japan. Each branch conducts activities such as supervision of the FCC compliance such as providing member companies consultations for the prevention of the violation or conducts investigations on suspected violations.

In order to prevent other member companies from implementing the same conducts as those determined by the Prior Consultation Committee as impossible under the FCC, to the extent not violating confidentiality, JFTC may notify the member companies "answers" to the past consultations as well as explain them in the JFTC News or the Consultation Case List, or report them at training meetings in each branch.

い限りにおいて，会員会社の参考となる事前相談の回答内容を「通知」するとともに，「公取協ニュース」や「相談事例集」などで解説，あるいは支部研修会で報告することがある。

図表4　公正取引協議会支部体制

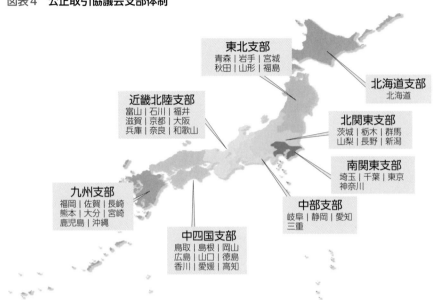

(3) 違反に対する制裁

　公取協本部または支部の調査委員会は，会員会社の違反行為の有無を調査し，違反行為が認められた場合には，当該行為の排除や再発防止の措置を講じる（支部解決が原則だが，支部調査委員会では解決不能な事案や，支部で処理することが不適当な事案は，本部調査委員会が担当する）。

　また，調査後は次の「措置基準」に基づいた処分が採られる。

❶　違反なし：違反なし，違反に当たらないもの等

❷　注意：違反が単発・軽微，将来違反の発生のおそれがあるとき等

❸　指導：組織的・意図的な違反行為であって，調査中に当該行為を中止し，再発のおそれがないとき等

❹　警告：違反行為が組織的・意図的かつ反復・継続，違反の内容・程度が重大であるとき等

❺　厳重警告：警告を受け，これに従っていないとき等

❻　違約金（100万円以下）：厳重警告を受けた会社が，警告に従っていないと認められたとき

❼　除名処分：違約金の措置をしたにも拘わらず，これに従わないとき，又は，同様な違反行為を再び行ったとき。

❽　措置請求：消費者庁長官に対して景品表示法違反として必要な措置を講じるように求める。

　調査によって違約金あるいは除名処分となった場合，当該会員会社へ措置案が送付される。な

Chart 4　8 Branches of JFTC

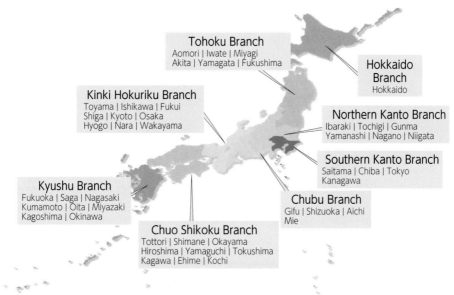

Tohoku Branch
Aomori | Iwate | Miyagi
Akita | Yamagata | Fukushima

Hokkaido Branch
Hokkaido

Kinki Hokuriku Branch
Toyama | Ishikawa | Fukui
Shiga | Kyoto | Osaka
Hyogo | Nara | Wakayama

Northern Kanto Branch
Ibaraki | Tochigi | Gunma
Yamanashi | Nagano | Niigata

Southern Kanto Branch
Saitama | Chiba | Tokyo
Kanagawa

Kyushu Branch
Fukuoka | Saga | Nagasaki
Kumamoto | Oita | Miyazaki
Kagoshima | Okinawa

Chubu Branch
Gifu | Shizuoka | Aichi
Mie

Chuo Shikoku Branch
Tottori | Shimane | Okayama
Hiroshima | Yamaguchi | Tokushima
Kagawa | Ehime | Kochi

(3) Sanctions against violation

Investigation Committees at the headquarters or branches conduct investigations on suspected violations by member companies and take measures to remove such violations as well as prevent recurrence if violations are found. In principle, branches make dispute resolutions on the cases; however, the cases that may or should not be handled locally will be passed to the Investigation Committee at headquarters.

After the investigation, the measures shall be taken in accordance with the following criteria.

（ⅰ）No violation: When no violation is found;

（ⅱ）Caution: For a single violation or minor violation;

（ⅲ）Guidance: Organizational or intentional violations are found but the relevant acts are suspended during the investigation and there is no risk of recurrence, etc.;

（ⅳ）Warning: Organizational or intentional and repetitive or continuing violations, and the violation is severe in nature and extent;

（ⅴ）Severe Warning: When the company ignores the warning above;

（ⅵ）Penalty (¥1 million or less): When the company receiving the severe warning does not comply with such warning;

（ⅶ）Expulsion: In the event the member company fails to comply with the penalty or commits a similar violation again despite the penalty;

（ⅷ）Request for Measures: Request the Director-General of CAA to take necessary measures as violations of the Premiums and Representations Act.

When penalty or an expulsion is posed to a company as a result of the investigation, a proposed measure shall be sent to the company. If the company would like to make an objection to the proposed measure, a written complaint may be filed with JFTC within 10 days after the deposition. If there is no objection to the proposed measure, the measure will be fixed.

JFTC shall provide the member companies with the opportunity to make additional rebuttal in the complaint and JFTC shall review the complaint to consider the measures taken.

Under the FCC, the objection procedures are limited to cases of penalty or expulsion. However, in actual practice, the objection procedures are granted to cases of warning or severe warning.

お，措置案に異議がある場合は，10日以内に公取協に対して文書により異議申し立てをすることができる（措置案に対して異議がない場合は，当該措置による処分が決定することとなる）。

　公取協は，異議申し立てにおける追加主張及び立証の機会を当該会員会社に与えて再度審理を行い，それに基づいて措置が決定される。

　なお，異議申し立ての手続きは，公正競争規約上，違約金，除名処分の措置を採る場合についてのみ定められているが，実際の運用においては，「警告」以上の措置の場合にも異議申し立ての手続きが認められている。

図表5　公正競争規約違反に対する措置〜違約金・除名処分〜

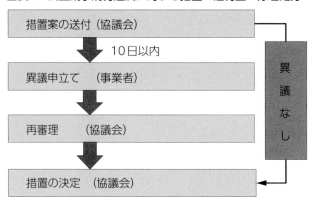

(4) 実際の違反事例

　現在までのところ，違約金や除名処分，措置請求については実例は確認されていない。しかし，警告以上の措置を受けた場合は公表の対象となり，当該違反行為が認定されることによるレピュテーションリスク[*2]は深刻である。

事例：MSD株式会社

　2011（平成23）年に公取協は，MSD株式会社に対し，2009（平成21）〜2010（平成22）年にかけて，医薬品取引を誘引する手段として医師に金銭提供した同社の行為を公正競争規約違反とし，次の4件について「厳重警告」した。

❶ 2010（平成22）年11月，同社の降圧薬に切り替えた場合の治療効果症例をインターネットによって160例収集するプログラムを実施し，医師には1症例当たり1万円の商品券を提供することにしていた。

　公取協の指摘によって当該プログラムは2010（平成22）年12月に中止になり，商品券は医師に渡らなかったが「処方すれば商品券の提供があるプログラム」を実施したことが，不当な金銭提供とされた。

　公取協は「インターネットを用いて簡単な症例調査を行い，医師に対して謝礼を支払う行為は，一般的に処方することにより金銭の提供が生じることから，原則として規約上

[*2] 企業などの評判（レピュテーション）が悪化する危険（リスク）のこと。風評リスクともいう。

Chart 5   Decision on Vioation From Penalty and Expulsion

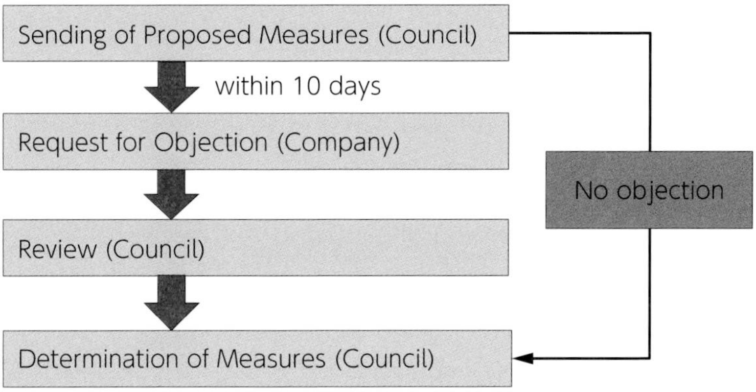

```
┌─────────────────────────────────────────┐
│  Sending of Proposed Measures (Council)   │──────────┐
└─────────────────────────────────────────┘          │
            ▼ within 10 days                           │
┌─────────────────────────────────────────┐          │
│  Request for Objection (Company)          │          │
└─────────────────────────────────────────┘     ┌──────────────┐
            ▼                                    │ No objection │
┌─────────────────────────────────────────┐     └──────────────┘
│  Review (Council)                         │          │
└─────────────────────────────────────────┘          │
            ▼                                           │
┌─────────────────────────────────────────┐          │
│  Determination of Measures (Council)      │◄─────────┘
└─────────────────────────────────────────┘
```

(4) Actual example of violation

In practice, there have been no past cases of penalty, expulsion, or the request for measures. However, the reputation risk is serious when the violation is recognized and measures are taken by JFTC.

Example: MSD K.K. ("MSD")

In 2011, JFTC issued the severe warning to MSD regarding the following 4 cases, acknowledging that the MSD violated the FCC due to the acts from 2009 to 2011 for providing money to physicians as means of inducing transactions of prescription drugs.

(i) In November 2010, MSD implemented a program to collect 160 cases reports of treatment effects when switching to the MSD's antihypertensive combination drug, and physicians provided coupon equivalent to ¥10,000 each case.

Being pointed out by JFTC, the program were suspended in December 2010 and the coupons were not given to the physician. However, JFTC acknowledged that implementation of such program was deemed to be an unreasonable monetary provision.

JFTC acknowledged that conducting simple case surveys through the Internet and paying remunerations to physician is not, in principle, deemed to be a reasonable commission of work that payment of money is justified under the FCC because such provision of coupon is usually connected to prescription of MSD's prescription drugs.

(ii) For 1 year from October 2009, MSD dispatched a total of 48 young diabetic specialist physicians to the Australian Baker IDI, where MSD's diabetic product had been widely used, and MSD paid approximately ¥650,000 per person for remunerations, travel expenses, etc. In the meetings, speaking time by participants was a minimum of about 5 minutes and 30 seconds, and a maximum of about 14 minutes. After returning to Japan, MDS made no requests of writing articles in academic journals or of giving lectures on the theme, and the even the minute of the meetings were not made.

JFTC acknowledged that the payment of the remuneration and travel expenses, etc. was not remuneration and expenses justified under the FCC when dispatching the physicians to overseas meetings on research and study related to in-house products, and therefore the payments were an unreasonable monetary provision and invitation to tours for physicians.

(iii) From September to November 2010, MSD invited a total of 88 physicians to pay a remuneration of ¥70,000 or ¥30,000 per person for the meetings to obtain advice on the method of dissemination of MSD's HPV vaccines, practice of medical treatment and public funding related to the vaccines. However, speaking time for each physician was around 10 minutes.

JFTC said, "Speaking time is short and therefore it was not a meaningful consultation. Documents are not distributed in advance and some people did not have sufficient expertise so that they were

金銭の支払いが認められる調査委託ではない」と認定した。

❷　2009（平成21）年10月から1年にわたり，同社の糖尿病治療薬の使用実績が多いオーストラリアのBaker IDI[*3]へ若手糖尿病専門医をのべ48人派遣し，謝金，旅費など1人当たり約65万円を同社が負担した。会合では参加者の発言時間は最短で約5分30秒，最長で約14分であった。帰国後の学術誌などへの執筆や講演も依頼がなく，議事録も作成されていなかった。

公取協は「本件謝金の支払い及び旅費等の負担は，規約で認められている海外で開催される自社製品関係の調査研究に関する会合に派遣する際の報酬及び費用には該当せず，不当な金銭提供及び旅行招待である」と認定した。

❸　2010（平成22）年9月から11月まで，同社が今後扱うHPVワクチンの普及，診療実態，公費助成方法のアドバイスを得るための会合に，のべ88人の医師を招き，1人当たり7万円又は3万円の謝金を支払った。しかし，1人当たりの発言時間は10分前後であった。

公取協は「発言時間は短く，有意義なコンサルティングとはいえない。事前に資料が配布されていない。十分な知識があったとはいえない者も含まれていたことなどから『仕事の依頼』に対する報酬とは認められず，不当な金銭提供である」と認定した。

❹　2009（平成21）年1月から2010（平成22）年9月まで，同社の高脂血症治療薬に関するアドバイスを得ることなどを目的とした会合に，のべ3,268人の医師を招き，勤務医向け会合の参加医師には1人当たり7万円，開業医向け会合の参加医師には1人当たり3万円の謝金を支払った。しかし，座長，演者以外の1人当たりの発言時間は7分程度であった。

公取協は「発言時間は短い。事前に資料が配布されていない。2010（平成22）年8月25日以前の会合では議事録が作成されていないことから『仕事の依頼』に対する報酬とは認められず，不当な金銭提供である」と認定した。

公取協は事例❶～❹に関して，特に事例❸と事例❹が，以前同社（当時は万有製薬）が受けた「警告」と「同様の事案」であることをふまえ，同社に対し社内コンプライアンス体制を抜本的に改善することを求めた。なお，当該措置を受け，同社は公取協の理事を辞任した。

2　贈収賄規制

(1) 法律による規制

1) 刑法

公務員に対し，その職務に関し，賄賂を供与し又はその申込み若しくは約束をした場合，贈賄罪が適用される（刑法第198条）。

刑法上の「公務員」とは，「国又は地方公共団体の職員その他法令により公務に従事する議員，委員その他の職員」と規定されている（刑法第7条第1項）。また，刑法以外の法律についても，贈収賄罪の適用との関係において，一定の者を公務員とみなすとの規定がある（いわゆる「みなし公務員」）。例えば，独立行政法人国立病院機構の職員（独立行政法人国立病院機構法第14条），国立大学法人の職員（国立大学法人法第19条）は，いずれも「みなし公務員」とされている。

[*3] Baker IDI Heart and Diabetes Institute（ベーカー心臓及び糖尿病研究所）：メルボルンに本社があるオーストラリアの独立した医学研究所

not deemed as a valid remuneration to the request for work.

(ⅳ) From January 2009 to September 2010, MSD invited a total of 3,268 physicians to the meetings to obtain advice on MSD's hyperlipidemic drug. MSD paid ¥70,000 for participating physicians working at hospitals and ¥30,000 for participating physicians in the clinics. However, the speaking time per person other than the chairpersons and the lecturers was around 7 minutes.

JFTC stated that, "The speaking time was short. Documents were not distributed in advance. Because the minutes had not been prepared in the meetings before August 25, 2010, payments were not recognized as a valid remuneration to the request for work".

JFTC requested MSD to drastically improve its internal compliance systems considering above case (ⅰ) to (ⅳ), especially considering case (ⅲ) and case (ⅳ) were similar to the past cases that the company (Banyu Pharmaceuticals at the time) had received a warning. In response, MSD resigned from a Director of JFTC.

2 Regulations on bribery

(1) Regulation by law

1) Penal Code

A person who gives, offers, or promises to give a bribe to a public official in connection with the public official's duties shall be punished by the crime of giving bribery (Article 198 of the Penal Code).

The term "public official" as used in the Penal Code is defined as "a national or local government official, a member of an assembly or committee, or other employees engaged in the performance of public duties in accordance with laws and regulations" (Article 7, para.1). In addition, in relation to the application of the crime of bribery, there is a provision in laws other than the Penal Code that certain persons shall be regarded as public officials (so-called "deemed public officials"). For example, the employees of the National Hospital Organizations (Article 14 of the Act on the National Hospital Organization) and the employees of the National University Corporation (Article 19 of the National University Corporation Act) are regarded as "deemed civil officials".

"Duties" under the Penal Code mean any and all duties to be dealt with by a public official and any duties closely related thereto, and if his or her actions are made within his or her scope of the general authority as the public official, those actions are regarded within the "duties" regardless of the internal allocation of the duties within the organization.

A "bribe" refers to an unfair benefit as a consideration for the conduct of public officials in the course of their duties. Such benefits include not only monetary benefits but also non-monetary benefits that may satisfy the desires or needs of the public official including but not limited to receptions or entertainments.

2) Unfair Competition Prevention Act

A person who provides, offers, or promises to provide any money or any other gain to a foreign public official in relation to the public official's duties to illicit unfair gain in international commercial transactions shall be punished by the crime of giving bribery to foreign public officials (Article 18 of the Unfair Competition Prevention Act).

"Foreign public official" under the Act includes a person who engaged in public service of foreign national or local governments and their agents.

The term "duties" basically coincides with the definition in the Penal Code and refers to all duties to be dealt by foreign public officials and duties closely related thereto.

"Money or any other gain" is almost the same as the definition of "bribe" in the Penal Code and means not only the monetary interest but also non-monetary interests sufficient to satisfy the desires and needs of the public official.

As to bribery to foreign public officials, the Ministry of Economy, Trade and Industry ("METI") has issued

　また，「職務」とは，公務員の取り扱うべき一切の執務及びそれと密接に関連する執務を指し，それが当該公務員の一般的職務権限の範囲内の行為であるならば，内部における事務配分の詳細は問題とならない。

　「賄賂」とは，公務員の職務行為への対価としての不正な利益のことを指す。当該利益には，金銭的利益だけではなく，接待やきょう応等の人の欲望または需要を満足させるに足りる一切のもの（非金銭的利益）が含まれる。

2）不正競争防止法

　「外国公務員に対し，その外国公務員の職務に関し，国際的な商取引に関して営業上の不正の利益を得るために，金銭その他の利益を供与し，又はその申込み若しくは約束をした場合，外国公務員贈賄罪が適用される」とされている（不正競争防止法第18条）。

　不正競争防止法上の「外国公務員」とは，外国の政府または地方公共団体の公務に従事する者やそのエージェント等が含まれる。

　また，「職務」とは，基本的に刑法における定義と同一であり，外国公務員の取り扱うべき一切の執務及びそれと密接に関連する執務を指す。

　「金銭その他の利益」とは，刑法における「賄賂」の定義とほぼ一致し，金銭や財物等の財産上の利益にとどまらず，あらゆる人の需要・欲求を満足させるに足りるものを意味する。

　なお，外国公務員贈賄については，経済産業省より「外国公務員贈賄防止指針」（2017（平成29）年9月改訂）が発出されている[4]。

(2) 倫理基準による規制

1）公務員倫理規程とは何か？

　国家公務員倫理法及び国家公務員倫理規程（いわゆる公務員倫理規程）は，国家公務員の職務に対する国民の信頼を確保することを目的として2000（平成12）年に制定された。これらは一般職の国家公務員が利害関係者から受けてはならない贈与などについて定めている。

　一般職の国家公務員である医療関係者であれば，公務員倫理規程の適用を受ける（地方公務員は地方公務員法をはじめ，個別の倫理規程や倫理条例の適用を受ける）。また，国家公務員倫理法第42条において，独立行政法人等は「倫理の保持のために必要な施策を講ずるようにしなければならない」と定められているほか，地方公共団体や地方独立行政法人も同法に準じた施策を講じる努力義務がある（国家公務員倫理法第43条）。そのため，国家公務員に直接該当しない施設であっても，公務員倫理規程に準じた倫理ルールが定められているため，所属施設の倫理規程を確認する必要がある。なお，国立病院機構や地域医療機能推進機構（JCHO）では，別途「独立行政法人国立病院機構職員の倫理に関する規程」[5]や，「独立行政法人地域医療機能推進機構役職員倫理規程」[6]が規定されている。

2）利害関係者

　利害関係者とは，国家公務員（職員）が接触する相手方のうち，特に慎重な対応が求められるものであって，当該職員が現に携わっている事務の相手方をいう（国家公務員倫理規程第2条第1

---

[4] https://www.meti.go.jp/policy/external_economy/zouwai/pdf/GaikokukoumuinzouwaiBoushiShishin20170922.pdf
[5] https://nho.hosp.go.jp/files/000038021.pdf
[6] https://www.jcho.go.jp/wp-content/uploads/2020/04/yakusyokuinnrinri20200401.pdf

the "Guidelines for the Prevention of Bribery of Foreign Public Officials" (last revised September 2017).

(2) Ethics-related regulations

1) Ethics Code for Public Officials

The National Public Service Ethics Act and the National Public Service Ethics Code ("Ethics Code") were enacted in 2000 for the purpose of ensuring public trust in the duties of national public officials. The Codes are rules for national public officials on such as a prohibition of receiving gifts from interested parties.

HCPs who are national public officials are subject to the national-level Ethics Code for Public Officials, while local public officials are subject to the local ethic rules such as the Local Public Service Act or individual ethics rules). In addition, Article 42-43 of the National Public Service Ethics Act obligates incorporated administrative agencies and local governments to take measures necessary to maintain ethics equivalent to the measures taken by the national government. Accordingly, even if an HCP is not a national public official, as ethics rules are established in accordance with the Ethics Codes for Public Officials, pharmaceutical companies need to confirm the ethical rules of the facility to which the HCP belongs. The National Hospital Organization and the Japan Community Health Care Organization ("JCHO") have the separate ethics rules such as the Ethics Code of National Hospital Organization Personnel and the Ethics Code on of Officers and Employees of the Japan Community Health Care Organization.

2) Interested parties

Interested parties mean the parties those who are contacted by national public officials and are required to be dealt with carefully, and the officials are actually engaged in the affairs of such parties (Article 2, paragraph (1) of the Ethics Code). Interested parties of government positions in the past 3 years and other personnel's interested parties who are clearly in contact for their own interests by exercising their influence over the personnel are also considered "interested parties" (Article 2, paragraph (2) of the Ethics Code).

Employees of pharmaceutical companies are generally not interested parties as they are not the counter party of the affairs of staff of national hospitals, but they will fall within interested parties when they conduct sales promotion activities of the company's products because those activities are made on behalf of pharmaceutical wholesalers who has contracts with the hospitals and the activities lead to their profits.

Physicians, pharmacists, nurses, clinical laboratory technicians, and contract clerks who are not directly responsible for contracts but who are able to influence the purchase or selection of drugs fall under the category of the counter party.

3) Prohibited acts and its exceptions

The following acts are prohibited for national public officials (Article 3 of the Ethics Code).

(i) Receiving gifts of money, article, or real properties (including farewell gifts, congratulatory gifts, condolence money, offering of flowers and any other items equivalent thereto) from interested parties;

(ii) Receiving money loans (in cases of banking business, limited to those without interest or with significantly low interest) from interested parties;

(iii) Leasing goods or real properties from or at the expense of interested parties without providing compensation;

(iv) Receiving the provision of services from or at the expense of interested parties without providing compensation;

(v) Receiving unlisted shares from interested parties;

(vi) Receiving an entertainment or a treat from interested parties;

(vii) Playing games or golf with interested parties;

(viii) Taking a trip (excluding business trip for the purpose of public service) with interested parties; and

(ix) Having interested parties conduct acts listed in the preceding items to third parties.

Notwithstanding the above, officials may conduct the prohibited acts of (i) and (viii) with those whom officials have a private relationship with and who fall under interested parties, only when these acts are considered not to bring about any suspicion or distrust from the citizens with regards to the fairness of execution of

項）。なお，過去3年間の官職の利害関係者や，当該職員にその影響力を行使させることにより，自己の利益を図るために接触していることが明らかな他の職員の利害関係者も，当該職員の利害関係者とみなされる（国家公務員倫理規程第2条第2項）。

　製薬企業の社員は，一般的には国立病院等の職員にとっての事務の相手方には当たらないが，自社製品の販促活動は，医療機関と契約関係のある医薬品卸売企業の利益につながる代理行為になることから，利害関係者に該当するとされている。

　また，直接の契約担当者でなくても，医薬品の購入や選定に影響を与えるとみられる立場の医師，薬剤師，看護師，臨床検査技師，契約担当の事務員等は事務の相手方に該当する。

3）禁止行為とその例外

　国家公務員の場合，次の行為が禁止されている（国家公務員倫理規程第3条）。

---

❶　利害関係者から金銭，物品又は不動産の贈与（せん別，祝儀，香典又は供花その他これらに類するものとしてされるものを含む）を受けること。

❷　利害関係者から金銭の貸付け（業として行われる金銭の貸付けにあっては，無利子のもの又は利子の利率が著しく低いものに限る）を受けること。

❸　利害関係者から又は利害関係者の負担により，無償で物品又は不動産の貸付けを受けること。

❹　利害関係者から又は利害関係者の負担により，無償で役務の提供を受けること。

❺　利害関係者から未公開株式を譲り受けること。

❻　利害関係者から供応接待を受けること。

❼　利害関係者と共に遊技又はゴルフをすること。

❽　利害関係者と共に旅行（公務のための旅行を除く）をすること。

❾　利害関係者をして，第三者に対し❶〜❽の行為をさせること。

　なお，私的な関係がある者であって，かつ利害関係者に該当するものとの間においては，職務上の利害関係の状況，私的な関係の経緯及び現在の状況並びにその行おうとする行為の態様等に鑑み，公正な職務の執行に対する国民の疑惑や不信を招くおそれがないと認められる場合には，❶〜❽の禁止行為を行うことができる（国家公務員倫理規程第4条第1項）。

---

❶　利害関係者から宣伝用物品又は記念品であって広く一般に配布するためのものの贈与を受けること。

❷　多数の者が出席する立食パーティー（飲食物が提供される会合であって立食形式で行われるものをいう。以下同じ）において，利害関係者から記念品の贈与を受けること。

❸　職務として利害関係者を訪問した際に，当該利害関係者から提供される物品を使用すること。

❹　職務として利害関係者を訪問した際に，当該利害関係者から提供される自動車（当該利害関係者がその業務等において日常的に利用しているものに限る）を利用すること（当該利害関係者の事務所等の周囲の交通事情その他の事情から当該自動車の利用が相当と認められる場合に限る）。

❺　職務として出席した会議その他の会合において，利害関係者から茶菓の提供を受ける

duty in light of the situation of interests in the course of their duties, the circumstance and the current situation of the private relationship and the manner of acts that officials intend to conduct (Article 3, paragraph (2) of the Ethics Code).

Also, the following acts are allowed as exceptions of the prohibited acts.

(i) Receiving gifts of advertising materials or souvenirs to be widely and generally distributed from interested parties;

(ii) Receiving gifts of souvenirs from interested parties at a buffet-style party that many persons attend (meaning a gathering serving food and drink in a stand-up style; the same applies hereinafter);

(iii) When visiting an interested party as duties of that official, using goods provided by the interested party;

(iv) When visiting an interested party as duties of that official, using a car (limited to that the interested party uses daily in its business, etc.) provided by the interested party (limited to those cases where using the car is considered appropriate in light of circumstances of transportation around the office, etc. of the interested party and other reasons);

(v) Receiving refreshments from an interested party at a meeting or at any other gathering that an official attends as duties of that official;

(vi) Receiving food and drink served from an interested party at a buffet-style party that many persons attend; and

(vii) Receiving simple food and drink served from an interested party at a meeting that an official attends as duties of that official.

4) Notification of eating and drinking with interested parties

When an official eats and drinks with interested parties without the expenses required for the official's own eating and drinking being born by the interested parties, and the expenses required for the official's own eating and drinking exceeds ¥10,000, the official must notify the official's ethics supervisory officer in advance, except for the following cases; provided, however, that if the official was unable to notify in advance due to unavoidable reasons, the official must notify the matters subsequently and promptly (Article 8 of the Ethics Code).

(i) When eating and drinking with interested parties at a buffet-style party that many persons attend; or

(ii) When eating and drinking with interested parties with whom the official has a private relationship with the expenses required for the official's own eating and drinking being born by the parties or with a person with whom the official has a private relationship and who is not an interested party.

5) Prohibition of receiving remuneration for supervising of specific books

Officials must not receive a remuneration for supervising or compiling books for books prepared at the cost of subsidies or expense the national government or books more than half of those prepared are purchased by the national organ or the agency (Article 6, paragraph (1) of the Ethics Code).

6) Restriction when conducting lectures

When an official intends, in response to requests with a remuneration from an interested party, to give lectures, etc., the official must obtain approval of ethics supervisory officer of that official in advance (Article 9, paragraph (1) of the Ethics Code).

(3) Sanctions against violation

Bribery is a crime that is investigated and prosecuted by the police and public prosecutors. Penal provisions include imprisonment with work for not more than 5 years for general bribery (Article 197 of the Penal Code), and imprisonment with work for not more than 3 years or a fine of not more than ¥2.5 million for giving bribery (Article 198 of the Penal Code).

In addition, violations of the Unfair Competition Prevention Act are also crimes and are investigated and

> こと。
> ❻　多数の者が出席する立食パーティーにおいて，利害関係者から飲食物の提供を受けること。
> ❼　職務として出席した会議において，利害関係者から簡素な飲食物の提供を受けること。

また，次の行為は禁止行為の例外として許容される（国家公務員倫理規程第3条第2項）。

4）利害関係者と共に飲食をする場合の届出

国家公務員は，自己の飲食に要する費用について利害関係者の負担によらないで利害関係者と共に飲食をする場合において，自己の飲食に要する費用が1万円を超えるときは，次に掲げる場合を除き，あらかじめ，倫理監督官が定める事項を倫理監督官に届け出なければならない。ただし，やむを得ない事情によりあらかじめ届け出ることができなかったときは，事後において速やかに当該事項を届け出ることとなっている（国家公務員倫理規程第8条）。

> ❶　多数の者が出席する立食パーティーにおいて，利害関係者と共に飲食をするとき。
> ❷　私的な関係がある利害関係者と共に飲食をする場合であって，自己の飲食に要する費用について自己又は自己と私的な関係がある者であって利害関係者に該当しないものが負担するとき。

5）特定の書籍等の監修等に対する報酬の受領の禁止

国の補助金等や費用で作成される書籍等，国が過半数を買い入れる書籍等について，国家公務員は監修又は編さんに対する報酬を受けてはならない（国家公務員倫理規程第6条第1項）。

6）講演等に関する規制

国家公務員は，利害関係者からの依頼に応じて報酬を受けて，講演等をしようとする場合は，あらかじめ倫理監督官の承認を得なければならない（国家公務員倫理規程第9条第1項）。

（3）違反に対する制裁

贈収賄罪は刑事事案であり，警察・検察による捜査・起訴が行われる。罰則としては，単純収賄罪については「5年以下の懲役」とされ（刑法第197条），贈賄罪については「3年以下の懲役又は250万円以下の罰金」とされている（刑法第198条）。

また，不正競争防止法違反も刑事事案であり，警察・検察による捜査・起訴が行われる。罰則としては，個人に対しては「5年以下の懲役若しくは500万円以下の罰金（又はこれの併科）」とされ，法人に対しては「3億円以下の罰金」とされている（不正競争防止法第21条第2項第7号）。

（4）実際の違反事例

実際の公正競争規約違反事例として，枚方市民病院で起きた贈収賄事件の概要を示す。

事例：枚方市民病院事件

2000（平成12）年，枚方市民病院の薬事委員会委員長であった前院長（前年に院長職を退いた後も自らの意向で残留）が，医薬品の採否に絡んで製薬企業Aの社員から現金約20万円を受け取り，現金の授受があったとされた日の翌月の薬事委員会において，A社製品の採用を指示する旨の発言をしたというものである。また，任意の事情聴取に応じた製薬企

prosecuted by the police and public prosecutors. Penalties are defined as imprisonment with work for not more than 5 years or a fine of not more than ¥5 million (or both) for individuals and a fine of not more than ¥300 million for corporations (Article 21, Paragraph (2), Item (vii) of the Unfair Competition Prevention Act).

(4) Actual example of violation

> #### Case: Hirakata City Hospital
>
> In 2000, the chairperson of the Pharmaceutical Affairs Committee of Hirakata City Hospital (as well as being its former president) received approximately ¥200,000 in cash from an employee of the Pharmaceutical Company A in connection with the selection of drugs at the meeting of the Pharmaceutical Affairs Committee in the month following the day when the payment was made, in which Committee the former president showed the intention to adopt Company A's product. It also became clear that many MRs from approximately 30 pharmaceutical companies provided him entertainment, money and goods, as well as meals and invitation to golf tours. In this case, the former president and 8 MRs from 8 pharmaceutical companies and were prosecuted for bribery.
>
> In response to this case, JFTC took measures against 9 member companies that committed such acts, including the "severe warning" to 1 company, the "warning" to 7 companies, and "guidance" to 1 company since such acts fell under "money, goods, invitation to tours, and entertainment provided to HCPs as means of inducing the selection or purchase of prescription drugs" as set forth in Article 4, paragraph (1) of the FCC and therefore violated Article 3 of the FCC. In addition, although violation of the FCC was not officially acknowledged, the 2 companies were also given "caution" from JFTC.

3 Publication of payments to HCPs

(1) Regulations by law

1) Clinical Trials Act

In response to the so-called Diovan scandal, in order to restore trust and ensure transparency in Japanese clinical research, the Review Committee on the System for Clinical Research concluded that legal regulations are necessary for the provision of funds for clinical research from pharmaceutical companies to HCPs. Accordingly, the Clinical Trials Act has been effective since April 1,2018.

The purpose of the Clinical Trials Act is to "promote the conduct of clinical trials through ensuring the confidence in clinical trials of citizens including clinical trial subjects in order to contribute to the improvement of public health and hygiene" (Article 1). And the Act obliges pharmaceutical companies to conclude contracts to provide funding for the specified clinical trials (Article 32) and to publish the funding for such trials (Article 33).

2) Subject and method of publication

Pharmaceutical companies shall publicize research funds, donations, manuscripts, or lecture fees, etc. The recipients subject to the publication include the person responsible for the clinical research, the institution to which the person responsible belongs, and the organization who controls and manages the research funds.

Obligation for publication started from the business year beginning on or after October 1,2019, and the publication shall be made within 1 year after the end of each business year. The duration of the publication is 5 years from the disclosure.

業約30社のMRの大半が前院長に対し，飲食やゴルフ旅行などの接待や金品の提供をしていたことも明るみになった。本件では，前院長が収賄罪で起訴されるとともに，前院長に利益提供をした製薬企業8社のMRら8人が贈賄罪で略式起訴された。

　本件に対して公取協は，これらの行為は公正競争規約第4条（提供が制限される例）第1項に規定する「医療担当者に対し，医療用医薬品の選択又は購入を誘引する手段として提供する金品，旅行招待，きょう応」に該当し，公正競争規約第3条（景品類提供の制限の原則）に違反するとして，当該行為を行った会員会社9社に対し，「厳重警告」1社，「警告」7社，「指導」1社の措置を採った。その他に，公正競争規約違反とは認められないものの，違反防止の助言を行うことが適当と判断された2社に対しても「注意」の措置がなされた。

3　医療関係者等への支払いの公開

(1) 法律による公開（公表）

1) 臨床研究法とは何か？

　いわゆるディオバン事案の発生を受けて，わが国の臨床研究に対する信頼を回復するため「臨床研究に係る制度の在り方に関する検討会」において，製薬企業から医療関係者等への臨床研究にかかる資金提供に関し，透明性の確保のための法規制が必要との結論に至った。これを受けて，2018（平成30）年4月1日から臨床研究法（平成29年4月14日法律第16号）が施行されている。

　臨床研究法は，「臨床研究の対象者をはじめとする国民の臨床研究に対する信頼の確保を図ることを通じてその実施を推進し，もって保健衛生の向上に寄与すること」を目的とし（臨床研究法第1条），製薬企業に対して，特定臨床研究に関し，臨床研究に対する資金提供の際の契約締結（臨床研究法第32条）及び資金提供の公表（臨床研究法第33条）を義務づけている。

図表6　臨床研究法に基づく公表事項

項目	公表事項
A：研究資金等 ※ 特定臨床研究に関するものに限る。 研究に対して 提供する資金	1. jRCT[*7]に記録されるID 2. 提供先 3. 実施医療機関 4. 契約件数 5. 研究資金等の総額
B：寄附金 大学等機関に対して提供する資金	1. 提供先 2. 契約件数 3. 提供総額
C：原稿執筆，講演，広告の監修，コンサルティング等の委託業務に対する報酬 医師個人に対して 提供する資金	1. 医師の氏名 2. 医師ごとの業務件数 3. 医師ごとの報酬総額

*7 Japan Registry of Clinical Trials：臨床研究実施計画・研究概要公開システム

Chart 6   Items to be publicized under the Clinical Trials Act

Subjects	Published Items
A : Research funds, etc. ※ Limited to those related to Specified Clinical Trials. Research Funds	1. ID recorded in jRCT 2. Recipient 3. Researching medical institution 4. Number of contracts 5. Total amount of research funds
B : Donations Funds provided to universities and other institutions	1. Recipient 2. Number of contracts 3. Total amounts provided
C : Fee for Services to writing manuscripts, lectures, supervision of advertisements, and consulting, etc. Funding for individual doctors	1. Physician's name 2. Number of tasks performed by each physician 3. Total remuneration for each physician

(2) Self-regulations

1) JPMA's Transparency Guideline

The World Medical Association ("WMA") states in the WMA Statement concerning the Relationship between Physicians and Commercial Enterprises that although "industry support enables the furtherance of medical research, scientific conferences and continuing medical education that can be of benefit to patients and the entire health care system", "conflicts of interest between commercial enterprises and physicians occur that can affect the care of patients and the reputation of the medical profession" so therefore, "rather than forbidding any relationships between physicians and industry, it is preferable to establish guidelines for such relationships. These guidelines must incorporate the key principles of disclosure, avoidance of obvious conflicts of interest and the physician's clinical autonomy to act in the best interests of patients".

In addition, the Final Recommendation issued on April 28,2010 by the Review Committee for Pharmaceutical Administration for the Verification and Prevention of Recurrence of Hepatitis Drug Injuries required appropriate management of conflict of interest and measures to enhance transparency that had been conducted overseas be taken.

Considering these backgrounds, JPMA issued the "Transparency Guideline for Relation between Corporate Activities and Medical Institutions" (the "Transparency Guideline") in 2011. The Transparency Guideline was last revised in September 2018 in response to the enactment of the Clinical Trials Act.

The purpose of the Transparency Guideline is to gain a wide understanding of the pharmaceutical industry's contribution to life sciences, such as medicine and pharmacy, and for corporate activities to be conducted with high ethical standards, by making the relation between member companies' activities and HCPs/HCOs transparent. Each member company is expected to prepare its own in-house policy for transparency as a code of practice, referring to the Transparency Guideline.

2) Recipients subject to publication and method of publication

The recipients subject to the publication are as follows.

2) 公開（公表）の対象と方法

製薬企業は，研究資金等や寄附金，原稿執筆・講演料等について公表しなければならない。公表対象となる提供の相手先は，臨床研究を実施している責任者に加えて，その責任者が所属する機関や，研究資金の管理やマネジメントを行う団体も含まれる。

2019（令和元）年10月1日以降に始まる事業年度から適用され，公表は，各事業年度の終了後1年以内に行わなければならない。なお，公表期間は5年間とされている。

(2) 自主基準による公開

1) 透明性ガイドラインとは何か？

世界医師会（WMA）は「医師と企業の関係に関するWMA声明」において，「医師と企業の連携は新薬や治療の開発など，医学の大いなる進歩につながる可能性があるものの，企業と医師の間には利益相反が生じ，それは患者のケアと医師の評判に影響する恐れがある」とし，そのうえで「医師と企業の関係を禁止するよりも，その関係についてのガイドラインを確立することが望ましい。このガイドラインには，情報公開，明らかな利益相反の回避，患者の最善の利益のために行動する，という医師の臨床上の自律性についての主要原則を定めなければならない」として，医師と企業の適切な連携のための指針を示した。

また，薬害肝炎事件の検証及び再発防止のための医薬品行政のあり方検討委員会の「薬害再発防止のための医薬品行政等の見直しについて（最終提言）」（2010（平成22）年4月28日）では，利益相反状態の適切な管理と，海外において試みられている透明性を高めるための対応を求めている。

これらの背景を受け，製薬協では2011（平成23）年に「企業活動と医療機関等の関係の透明性ガイドライン」（透明性ガイドライン）を策定した。最新の透明性ガイドラインは，臨床研究法の施行を受け，2018（平成30）年9月に改定されている[8]。

透明性ガイドラインは，会員会社の活動において医療機関等との関係の透明性を確保することにより，製薬産業が医学・薬学をはじめとするライフサイエンスの発展に寄与していること及び企業活動は高い倫理性を担保したうえで行われていることについて，広く理解を得ることを目的とし，各製薬企業は同ガイドラインを参考に自社の「透明性に関する指針」を策定することが望ましいとされている。

2) 公開の対象と方法

公開対象先は，次のとおりである。

---

❶　医療機関
❷　研究機関
❸　医療関係団体
❹　財団等
❺　医療関係者等
❻　医学，薬学系の他，理学，工学等におけるライフサイエンス系の研究者

また，公開対象は次の①〜⑤となっている。

---

[8] http://www.jpma.or.jp/tomeisei/aboutguide/pdf/181018_01.pdf

(i) Medical Institutions;

(ii) Research Institutions;

(iii) Healthcare-related organizations;

(iv) Foundations;

(v) Healthcare professionals;

(vi) Researchers in medicine, pharmacy, or life sciences of science or engineering, etc.

In addition, the following items are subject to publication.

(1) Research and development expenses

Publication shall be made in accordance with the following procedures, together with the annual total amount of expenses incurred in R&D and post-marketing drug surveys for prescription drugs.

Item	Details	Contents of Publication
Specified clinical trials expenses	Funds provided to medical institutions in specified clinical trials conducted under the Clinical Trials Act	Name, etc. of the relevant institution, etc. Number of cases, XX yen
Expenses on research expenses based on Ethical Guidelines	Funds provided to medical institutions in research conducted under the Ethical Guidelines for Medical and Health Research Involving Human Subjects.	Name of the relevant institution, etc. Number of cases, XX yen
Research expenses other than clinical trials	Funds provided to medical institutions in research other than Phase I or later clinical research (basic research, pharmaceutics research, etc.)	Name of the relevant institution, etc.
Clinical trial expenses	Expenses for clinical trials, post-marketing clinical studies, case reports of adverse reactions/infectious diseases, post-marketing surveys, etc. conducted under the regulations under the Pharmaceutical Affairs and Medical Devices Act, such as the GCP/GVP/GPSP Ordinance, etc. Expenses on clinical trials include funds provided for physician-initiated clinical trials.	Name of the relevant institution, etc. Number of cases, XX yen
Post-marketing clinical study expenses		
Adverse drug reactions/ infection case reporting expenses		
Post-marketing surveillance expenses		
Other expenses	Funds arisen outside the subject of the publication	

① 研究費開発費等

医療用医薬品の研究・開発，製造販売後の育薬にかかる費用等を各項目の年間総額と共に，次の要領で詳細公開する。

項目	具体的内容	公開内容
特定臨床研究費	臨床研究法のもとで実施される特定臨床研究において医療機関等に提供した資金等	jRCTに記録される識別番号，提供先施設等の名称，研究実施医療機関の施設名，所属等の名称，研究代表医師名／研究責任医師名，契約件数，金額
倫理指針に基づく研究費	「人を対象とする医学系研究に関する倫理指針」のもとで実施される研究において医療機関等に提供した資金等	提供先施設等の名称，当該年度に支払いのある契約件数，金額
臨床以外の研究費	「第Ⅰ相以降の臨床研究」以外の研究（基礎研究，製剤学的研究など）において医療機関等に提供した資金等	提供先施設等の名称一覧
治験費	GCP／GVP／GPSP省令等の薬事規制のもとで実施される治験，製造販売後臨床試験，副作用・感染症症例報告，製造販売後調査の費用等 治験費には，医師主導治験に対し提供した資金等も含む	提供先施設等の名称，当該年度に支払いのある契約件数，金額
製造販売後臨床試験費		
副作用・感染症症例報告費		
製造販売後調査費		
その他の費用	公開対象先以外に発生した資金等	

② 学術研究助成費

学術研究の振興や助成等を目的として提供される資金等を各項目の年間総額と共に，次の要領で公開する。

項目	具体的内容	公開内容
奨学寄附金	大学医学部等，研究機関併設医療機関への寄附，研究公募による寄附	○○大学○○教室：○○件○○円 ○○医療センター○○科：○○件○○円
一般寄附金	「奨学寄附金」，「学会等寄附金」に該当しない寄附金，医療用医薬品の無償提供，物品寄附，財団等への寄附等	○○大学（○○財団）：○○件○○円 ○○病院○○セミナー：ボールペン○○本
学会等寄附金	学会等会合開催費及び会合開催以外の学会活動等への寄附	第○回○○学会：○○円 ○○実行委員会第○回市民健康講座：○○円
学会等共催費	学会等との共催のランチョンセミナー，イブニングセミナー，共催講演会等で共催団体に支払う費用等	第○回○○学会○○セミナー：○○円 ○○セミナー（○○医師会）：○○円 （共催団体名が認知できる表示）

③ 原稿執筆料等

自社医薬品をはじめ医学・薬学に関する科学的な情報等を提供するため，もしくは研究開発に関わる講演，原稿執筆や監修，その他のコンサルティング等の業務委託の対価として支払われる

2) Academic research support expenses

Funds provided for promotion of academic research will be publicized in the following manner, together with the total annual amount for each item.

Item	Details	Contents of Publication
Scholarship dona-tion	Donations in university medical faculties, research institutes, and donations through open recruitment of research in-stitutes	XX Department of XX University: Number of donations, XX yen
General donation	Donations allowances that do not fall under the category of "scholarship dona-tion" or "donation for academic society, etc.", free provision of prescription drugs, donation of goods, donation to foundations, etc.	XX University (XX Foundation) : Number of donations, XX yen
Donation to aca-demic society, etc.	Donations to the cost of meetings by academic societies and activities by aca-demic societies other than meetings	XXth XX Academic Society Meeting (XX Regional Meeting, XX Study Group Meeting) : XX yen
Expenses of co-sponsored confer-ences, etc.	Expenses paid to the co-sponsoring en-tities at luncheon seminars, evening seminars, co-sponsored lecture meet-ings, etc.	XXth XX Academic Society Meeting, XX Seminar: XX yen

(3) Manuscript/writing fees, etc.

For provision of scientific information on in-house drugs, medicine, and pharmacy, as well as for fee as con-sideration for lectures and writing or supervision of the manuscript that are related to research and develop-ment, or commissioning services including consulting contracts, etc. will be publicized in the following manner, together with the total annual amount for each item.

Item	Details	Contents of Publication
Lecture fees	Chairman, panelists, lecturers, etc.	Professor (Director) XX, XX Department of XX University (XX Hospital) : Number of services, XX yen
Manuscript writing fee/ supervision fees		Professor (Director) XX, XX Department of XX University (XX Hospital) : Number of services, XX yen
Consulting and commis-sioning fees	Consideration for a fee for services who does not fall under the cate-gory of lecture, manuscript writing or supervision.	Professor (Director) XX, XX Department of XX University (XX Hospital) : Number of services, XX yen

費用等を，次の要領で公開する。

項目	具体的内容	公開内容
講師謝金	座長，パネリスト，講師等	○○大学○○科○○教授：○○件○○円
原稿執筆料・監修料		○○病院○○科○○長：○○件○○円
コンサルティング等業務委託費	講演，原稿執筆・監修に該当しない業務委託の対価	○○大学○○科○○教授：○○件○○円

④　情報提供関連費

　自社医薬品をはじめ医学・薬学に関する科学的な情報等を提供するために必要な費用等を，次の要領で公開する。

項目	具体的内容	公開内容
講演会等会合費	交通費，宿泊費，会場費，情報交換会費	年間の件数・総額
説明会費	医局説明会時の茶菓・弁当代等	年間の件数・総額
医学・薬学関連文献等提供費	医学・薬学図書，少額適正物品，必要・有益物品等	年間の総額

⑤　その他の費用

　社会的儀礼としての接遇等の費用を，次の要領で公開する。

項目	具体的内容	公開方法
接遇等費用	慶弔，飲食提供等にかかる費用	年間の総額

(3) 違反に対する制裁

　臨床研究法において，厚生労働大臣は，情報公開義務に違反した製薬企業に対して，情報の公開を勧告することができ，さらに，勧告に従わない場合には，その旨を公表することができる。

　また，厚生労働大臣は，必要な限度において，特定臨床研究を実施する者等に対して，必要な報告・帳簿等の物件の提出を求めることや，厚生労働大臣の指定する者に事業場に立ち入らせ，その帳簿等の物件を検査させること及び関係者に質問させることができる（臨床研究法第35条）。なお，製薬企業が報告徴収を拒否し，または虚偽報告を行った場合は，30万円以下の罰金が科される（臨床研究法第42条）。

4) Information provision related expenses

Expenses of lecture meetings and explanation meetings, for providing information, etc. related to in-house products, medicine and pharmacy to medical professionals will be publicized in the following manner.

Item	Details	Contents of Publication
Expenses for meetings including lectures, etc.	Travel, accommodation, venue, and reception fee	Annual number of meetings and total amount
Explanation meeting expenses	Expenses on snacks and boxed lunch at explanation meeting, etc.	Annual number of meetings and total amount
Medical/pharmaceutical literature, etc. supply expenses	Medical and pharmaceutical books, goods of small and appropriate value, necessary and useful goods, etc.	Annual total amount

5) Other expenses

Expenses for hospitality, etc. as social courtesy will be publicized in the following manner.

Item	Details	Contents of Publication
Expenses for hospitality, etc.	Expenses for congratulations and condolences, provision of meals, etc.	Annual total amount

(3) Sanctions against violation

Under the Clinical Trials Act, MHLW may recommend pharmaceutical companies publicize the relevant information, the Minister may publicize the name of the company when and the company does not comply with the recommendation.

In addition, MHLW may, to the extent necessary, request that a person who conducts specified clinical trials submit the necessary report or books, documents or other items, or have the Ministry's official enter the workplace of such person to inspect books, documents or other items or to question persons concerned (Article 35 of the Clinical Trials Act). If a pharmaceutical company refuses to submit a report or makes a false report, a fine of not more than ¥300,000 will be imposed (Article 42 of the Clinical Trials Act).

1 会合開催に関する規制

(1) 自社医薬品の講演会等

1) 基本的な考え方

① 自社医薬品の講演会等の内容

公正競争規約第5条に定める「自社医薬品の講演会等」とは、「説明会、研究会等の名称のいかんを問わず、複数の医療機関等を対象として、自社医薬品に関する説明を行うことを目的とする会合をいう」とされている（公正競争規約施行規則第4条第1号）。

「自社医薬品に関する説明を行うことを目的とする会合」とは、次の会合をいう（運用基準「Ⅲ−5　自社医薬品の講演会等に関する基準」）。

---

❶　自社医薬品の有効性、安全性及び品質に関するもののほか、当該製品の薬物療法に関するもの及び自社医薬品の適正使用に必要と考えられる疾病の診断、治療、予防等に関する事項をテーマとして行う会合。なお、自社医薬品には、製品化を計画中のもの（製造販売承認申請又は治験届出をしたもの）も含まれるが、薬機法*¹第68条（承認前の医薬品等の広告の禁止）に注意を要する。

❷　自社医薬品に関連する事項についての説明と自社医薬品に関連しないテーマを併せて行う会合。なお、以下の要件を満たす必要がある。

・自社医薬品関連テーマが会合の主要テーマの一つであること。

・非関連テーマも製薬企業としてふさわしいものであること。

・関連テーマ及び非関連テーマの聴講者は同一であること。

なお、自社医薬品関連テーマが「主要テーマの一つ」に当たるかは、時間の長短だけでなく、その主要テーマのみの会合であっても、多数の医療従事者等に出席してもらえるかどうかが判断のポイントになる。また、自社医薬品関連のビデオのみを映写するのみでは「主要なテーマの一つ」とはいえず、口頭による説明が不可欠である（運用基準「Ⅲ−5　自社医薬品の講演会等に関する基準」解説）。

② 自社医薬品の講演会等の形式

次の事項については、「複数の医療機関等を対象として、自社医薬品に関する説明を行うことを目的とする会合」に当たらず、「自社医薬品の講演会等」に該当しない（運用基準「Ⅲ−5　自社医薬品の講演会等に関する基準」）。

---

❶　MR等が通常の医薬情報提供活動として個別の医療機関等の医療関係者等を対象に行う製品説明会。

❷　製薬企業が製品開発等に関する研究のために行う会合や、市販後医療用医薬品に関する研究委託の実施に伴って行われる会合。

---

*¹ 医薬品、医療機器等の品質、有効性及び安全性の確保等に関する法律

> ❸　自社医薬品に関連しない医学・薬学的な研究会・講演会や医療経営等をテーマとする会合。

　「自社医薬品に関する説明を行うことを目的とする会合」とは，講師，演者などの役割を担う者に加え，聴講者として，複数の医療機関等に所属する医療関係者等が相当数参加する会合のことをいう。また，会合の際の説明方法としては，すべての参加者が集まる会場において，講師や演者が口頭で行うことが基本となり，聴講者がいない会合や，演者と聴講者の区別ができないディスカッション形式の会合は「自社医薬品の講演会等」には該当しない（運用基準「Ⅲ-5　自社医薬品の講演会等に関する基準」解説）。

　また，インターネットのウェブサイトを通じた「web講演会」であっても，演者が口頭で説明し，ライブ形式ですべての参加者と双方向でのやり取りができ，受信する側に複数の医療機関に属する相当数の医療関係者等が参加しているのであれば，「自社医薬品の講演会等」に該当する。一方，受信する側の参加者が単一の医療機関（同一の医療法人などに属する場合や，医薬品の購入において共同管理されている場合を含む）に所属する場合は，参加者が相当数であっても，「複数の医療機関」の要件を満たさず，「自社医薬品の講演会等」には該当しない。なお，いずれの場合も製品説明会に準じて聴講者に茶菓や弁当などを提供することは可能である（運用基準「Ⅲ-5　自社医薬品の講演会等に関する基準」解説）。

2) 自社医薬品の講演会等の主催と共催

① 　主催の要件

　製薬企業が主催する会合とは，製薬企業が会合を自ら企画，実施し，案内状及びプログラム等には主催者として企業名を記載して行う場合をいう。したがって，医療関係者等または団体が主催する会合は含まない（運用基準「Ⅲ-5　自社医薬品の講演会等に関する基準」解説）。

　また，製薬企業が会合を企画し，それにふさわしい世話人を選定し，その会合の運営について製薬企業と世話人双方が相談のうえ決定するような場合でも，製薬企業の主催に当たる。この場合，その案内状及びプログラム等には主催者としての企業名を記載する必要がある。なお，「世話人○○○」，「後援○○医師会」等，世話人名，協力団体名も併せて記載することは差し支えない（運用基準「Ⅲ-5　自社医薬品の講演会等に関する基準」解説）。

② 　共催の要件

　自社医薬品の講演会等は，本来は自社単独で開催するものであるが，自社医薬品に関しての学術的な説明を行うという目的が効果的に達成できるのであれば，より広く多くの医療関係者等の参加が得られるよう，医療機関等と共催の形で会合を開催することは差し支えない。ただし，医療機関等が独自に計画し，製薬企業は費用の全部や一部を負担しただけという会合の場合は，共催会合とはいえない。また，医療機関等との共催に名を借りた費用の肩代わり的な会合について，製薬企業が開催費用の名目で金銭を負担することは，公正競争規約違反となる（運用基準「Ⅲ-5　自社医薬品の講演会等に関する基準」解説）。

　自社医薬品の講演会等の共催にあたっては，次の要件を満たす必要がある（運用基準「Ⅲ-5　自社医薬品の講演会等に関する基準」）。

> ❶　共催相手が医療関係者等個人及び団体性が認められない研究会組織等でないこと。
> ❷　会合の企画は，製薬企業と共催相手が事前に協議し，共同で立案されていること。

❸ 共催者間であらかじめ会合におけるテーマ，役割，費用等について分担の取決めが明確にされていること。

❹ 案内状，プログラム等に会合の趣旨，テーマが記載され，共同の開催者名が連名で記されていること。

❺ 製薬企業は，会合の企画書を作成し，会合終了後には参加者名簿も保管されるようになっていること。

自社医薬品に関連する共催会合として，ランチョンセミナー等の学会等開催時に募集される共催セミナー等（学会等共催セミナー）の開催も可能であるが，学会等が開催する学術集会等は，その会員等が自らの研究の成果や最新の知見等の情報を共有することを目的として本来自主単独で開催するものである。したがって，学会等開催費用の総額の大部分が，このような学会等共催セミナーに支払われる費用で賄われている場合や，学会等共催セミナーが学会等のほとんどのセクションを占める場合，学会等共催セミナーへの応募はふさわしくない（運用基準「Ⅲ-5　自社医薬品の講演会等に関する基準」解説）。

3) 自社医薬品の講演会等の開催地及び開催会場

自社医薬品の講演会等においては，開催地，会場その他開催方法について，招待旅行またはきょう応と誤解されないよう留意しなければならない（公正競争規約施行規則第4条第2号）。

「開催地，会場その他開催方法」は，会合の目的に照らして適切な場所及び開催方法でなければならない。特に，会合場所が観光地，観光施設等であったり，会合のスケジュールが観光主体となるなど，自社医薬品に関する説明を意図した講演会等の会合の目的を逸脱してはならない（運用基準「Ⅲ-5　自社医薬品の講演会等に関する基準」）。

また，開催地は参加者の出席しやすい交通の便の良いところがふさわしい。参加者の大半が国内の医療関係者等という場合，海外で開催することは妥当とはいえない。

会場は，一般的に会議場として認められる場所で行うべきであり，観光施設，観光船，テーマパーク，割烹などで開催すると，きょう応を目的とした会合とみなされるおそれがある（運用基準「Ⅲ-5　自社医薬品の講演会等に関する基準」解説）。

4) 自社医薬品の講演会等における会合費用の負担

① 会場使用料等

共催の自社医薬品の講演会等において，製薬企業が会合の共同開催者として共催者間であらかじめ取決めた範囲内で，開催費用として，会場の借用料や会合の資料代，文房具等の費用を負担することは不当な利益供与には当たらない（運用基準「Ⅲ-5　自社医薬品の講演会等に関する基準」解説）。

また，共催会合において，自社医薬品関連テーマと非関連テーマを併せて行う場合でも，この共催会合の開催費用である限り，非関連テーマに関わる開催費用を負担することもできる（運用基準「Ⅲ-5　自社医薬品の講演会等に関する基準」解説）。

② 交通費・宿泊費

自社医薬品の講演会等において，医療機関等の出席者に対してこの会合への出席のために必要な費用（交通費・宿泊費）を提供することは差し支えない（公正競争規約施行規則第4条第3号）。ただし，共催会合の旅費については，共催の相手方がこれを負担しない場合に限って提供が認められている（運用基準「Ⅲ-5　自社医薬品の講演会等に関する基準」解説）。

「出席のために必要な費用（交通費，宿泊費）」とは，製薬企業が参加を依頼した医療関係者等の旅費の実費相当分をいい，次の範囲内において提供することができる（運用基準「Ⅲ－5　自社医薬品の講演会等に関する基準」）。

---

❶　国内で開催する場合

　　製薬企業が，国内で開催する講演会等へ参加を依頼した医療関係者等には，旅費の実費相当分を支払うことができる。

❷　海外で開催する場合

　　海外で開催する場合は，座長，研究発表・講演のほか，参加者（聴講者）全員に説明や情報提供を行う医療関係者等に限って旅費を支払うことができる。

製薬企業が開催する講演会等の会合であっても，サテライトシンポジウム（学会の期間中またはその前後に，学会会場またはその周辺において，学会の出席者を対象として開催する講演会，研究会等）においては，前項（運用基準「Ⅲ－5　自社医薬品の講演会等に関する基準」の2.の(3)）の規定に関わらず，その参加者に対する旅費の支払いは次の基準による（運用基準「Ⅲ－5　自社医薬品の講演会等に関する基準」）。

---

❶　座長，研究発表・講演のほか，参加者（聴講者）全員に説明や情報提供を行う医療関係者等に対しては，サテライトシンポジウムに関わる旅費（交通費，宿泊費）を支払うことができる。

❷　サテライトシンポジウムに参加を依頼した医療関係者等であって，❶以外の者に対しては，サテライトシンポジウム出席のための必要最小限の，会場間の交通費及び学会期間中を除く宿泊費のみを支払うことができる。

❸　当該サテライトシンポジウムが海外で開催される場合は，旅費の支払いについては，開催国のルールにも従うものとする。

---

③　講師費用

自社医薬品の講演会等における講演等を依頼した講師等に対して報酬・費用を支払うことは，差し支えない（公正競争規約施行規則第4条第3号）。ただし，次の要件を満たす必要がある（運用基準「Ⅲ－5　自社医薬品の講演会等に関する基準」解説）。

---

❶　講演の依頼が名目的でないこと。

❷　プログラム等に役割担当者名が記載されていること。

❸　依頼したことが取引誘引になっていないこと。

❹　講演料の額が社会通念上妥当であること。

❺　委受託契約書又は依頼書，応諾書を交わすこと（書面で依頼すること）。

❻　所属医療機関等における出張に関する所要の手続きを確実に行ってもらうこと。

「講演等を依頼した講師等」とは，座長，研究発表・講演のほか，参加者（聴講者）全員に説明や情報提供を行う者をいう。ただ単に出席して質問をした，あるいは共同研究者として出席しただけでは一般参加者とみなされ，役割を担う者には当たらないので報酬を支払うことはできない（運用基準「Ⅲ－5　自社医薬品の講演会等に関する基準」）。

また，運用基準でいう講演会等の会合の目的は，参加者に対して自社医薬品に関する説明をす

ることにあるので，全ての参加者の集まる会場において，講師，演者等が口頭で説明することが基本となる。なお，ポスターセッションの説明者が「研究発表・講演のほか，参加者（聴講者）全員に説明や情報提供を行う者」に該当するか否かは，次の要件を全て満たしているかで判断する（運用基準「Ⅲ-5　自社医薬品の講演会等に関する基準」）。

❶　ポスターセッションによる説明を企画する場合は，その企画を行う合理的な理由があること。

❷　ポスターセッションが講演会等全体の中の企画であり，講演会等全体のプログラムに，ポスターセッション発表者名が記載されていること。

❸　事前に発表内容がアブストラクト（要旨）として作成されていること。

❹　講演会等の参加者全員がポスターセッションに参加できるよう時間的配慮がされていること。また，単にポスターを掲示するだけでなく，ポスターセッション会場で発表者と参加者が十分な質疑応答が行われるための時間が設定されていること。

❺　海外で開催する講演会等において，ポスターセッションを行う場合は，その発表者は参加国の中から応分に選任されていること。

❻　役割を依頼する医療関係者等に対して，役割の内容を文書で依頼するとともに応諾書を受領すること。また，医療関係者が勤務する医療機関等の了承も得ること。

なお，製薬企業が共催相手の所属員に講師等の役割を依頼した場合の報酬の支払いについては，相手方が医療機関等である場合は，報酬を支払うことはできないが，相手方が団体である場合は，報酬を支払うことができる（運用基準「Ⅲ-5　自社医薬品の講演会等に関する基準」）。

会合が共催で，講師が共催相手の医療機関に所属する医療関係者等の場合は，その講師役も主催者の一人であるため報酬の支払いはできない。一方，共催相手が団体の場合，講師がその団体の所属員であっても，団体との雇用関係がなければ報酬の支払いはできる（運用基準「Ⅲ-5　自社医薬品の講演会等に関する基準」解説）。

5）自社医薬品の講演会等における飲食の提供

①　基本的な考え方

「会合に付随する華美，過大にわたらない接待は，差し支えない」とされている（公正競争規約施行規則第4条第4号）。「会合に付随する華美，過大にわたらない接待」とは，講演会などの会合で提供される「茶菓・弁当その他これに類する飲食物提供」や会合に付随する「ささやかな懇親行事」のことである。ただし，その「接待の内容や程度が過大である場合」や「会合を円滑に実施するという目的を逸脱し，接待が会合の主目的とみなされるような場合」は，「華美，過大な接待」となるので提供できない（運用基準「Ⅲ-5　自社医薬品の講演会等に関する基準」）。

②　茶菓・弁当の提供

自社医薬品の講演会等において食事を提供する場合は，一人当たり3千円を超えない茶菓・弁当にする（運用基準「Ⅲ-5　自社医薬品の講演会等に関する基準」解説）。

③　懇親行事

「ささやかな懇親行事」とは，講演会などの終了後に引き続いて，その会合と同じ会場で行われる立食パーティーのことを指し，会合の参加者を別の飲食店に招き，飲食を提供することは含まれていない。また，参加者が少ないことなどの理由で立食形式ではなく，着席した形で行う場合は，講演会を名目にした「きょう応」との誤解を避けるために，一人当たりの飲食費は通常の

立食パーティーの半額程度が妥当とされている（運用基準「Ⅲ-5 自社医薬品の講演会等に関する基準」解説）。

　懇親行事において提供する飲食は，一人当たり2万円（消費税を除く）を超えてはならない。この際の一人当たりの飲食代は「飲食費÷参加者数」の計算式から導き出されるが，この計算式の「飲食費」のうちには，懇親行事の会場費，料理・飲料代，垂れ幕代，花代，サービス料などが含まれ，「出席者数」には医療関係者と製薬企業側の関係者がすべて含まれる（運用基準「Ⅲ-5 自社医薬品の講演会等に関する基準」解説）。

④ 慰労会

　講演会や研修会の講師などの「役割者」に対して，慰労などを目的に飲食を提供することは，取引を不当に誘引する行為に該当せず，公正競争規約に違反しない。

　ここでいう「役割者」とは，講演会などの会合において，座長や講師などの役割を依頼され，自社医薬品などの会合テーマに関する説明や，それに関連する情報を，参加者（聴講者）全員に提供する者（講演会などのプログラムに「役割者」としての記載がある者）のことである。会合に出席して質問をしただけの人や，共同研究者として出席しただけの人は一般の参加者と同じであり，「役割者」には当たらない（運用基準「Ⅲ-5 自社医薬品の講演会等に関する基準」解説）。

6) 自社医薬品の講演会等における贈呈品の提供

　自社医薬品の講演会等における贈呈品の提供については，少額で正常な商慣習に照らして適当と認められる範囲を超えない景品類を提供することができる。なお，参加者に贈呈品を提供する場合は，参加者一人当たり5千円以内を目安とする（運用基準「Ⅲ-5 自社医薬品の講演会等に関する基準」）。

(2) 自社医薬品に関連しない講演会等

　製薬企業が「自社医薬品」に関連しない講演会等の会合を開く場合は，会合費用以外の支出はできない。会合費用とは「会場借用料」，「講師などに対する報酬と旅費」，「資料代」，「会合に必要な文房具に対する費用」のことであり，「一般参加者の旅費」，「贈呈品」，「懇親行事のための費用」は提供できない（運用基準「Ⅰ-1 景品類提供の原則に関する基準」及び同解説）。

　製薬企業が自社医薬品に関連しない講演会等を開催するのは，医学や薬学，医療に関連する情報を医療関係者等に提供することが目的であり，その情報自体の提供が医療関係者等への利益提供となる。そのため，この会合に付随して，製薬企業が茶菓や弁当などの飲食物やささやかな懇親行事などの会合費用以外の利益供与を行うと，公正競争規約に違反するおそれがある。

　また，医療機関等が自ら企画し，開催する研修会や研究会などの開催費用について，製薬企業が名目的に主催者や共催者となり負担することは，医療機関等に対する費用の肩代わりとなり，公正競争規約に違反するおそれがある（運用基準「Ⅰ-1 景品類提供の原則に関する基準」解説）。

　自社医薬品に関連しない講演会等において，製薬企業が共催相手の医療機関等に所属する医療関係者に講師等の役割を依頼する場合，当該医療関係者も主催者の一員であり，医療機関等の職務の一環として参加し役割を果たすことになるため，報酬を支払うことはできない。一方，共催相手が団体であって，当該団体に所属する医療関係者に講師等の役割を依頼する場合，当該医療関係者は当該団体の構成員であっても当該団体との雇用関係にないため，報酬を支払うことができる。

　自社医薬品に関連しない講演会等の実施に際して，講師等に対し，相応の報酬・実費弁償とし

ての旅費等を支払う場合には，次の点に留意する。なお，ただ単に出席して質問をしただけでは，講師等の役割を担う者には当たらない（運用基準「Ⅰ-1　景品類提供の原則に関する基準」解説）。

❶　講演の依頼が名目的でないこと。
❷　案内状又は プログラム等に役割担当者名が記載されていること。
❸　依頼したことが取引誘引になっていないこと。
❹　講演料の額が社会通念上妥当であること。
❺　委受託契約書又は依頼書，応諾書を交わすこと（書面で依頼すること）。

図表1　講演会等で提供できる費用・景品類

製薬企業として相応しいテーマ		自社医薬品に関連しない講演会等		自社医薬品の講演会等	
主催・共催の別		主催	共催	主催	共催
会合費用	会場借用料	○	○	○	○
	会合の資料代				
	会合時文房具等				
	講師報酬・旅費等		△		△
その他	簡素な茶菓・弁当等	×	×	○	○
	参加者の旅費（国内）				
	懇親行事				
	贈呈品				

△：講師報酬・旅費は基本的には○　ただし、共催相手が医療機関等の場合で、講師が当該医療機関等の所属員である場合は、次の点に注意すること．
　・報酬：×
　・旅費：○（共催相手が負担しない場合に限る）

(3) 製品説明会

1) 基本的な考え方

　製品説明会とは，MRが昼休みやカンファレンスなど，複数の医療関係者等が一堂に会する時間帯を使って，自社医薬品に関する説明を口頭で行うものである（運用基準「Ⅲ-2　医学・薬学的情報に関する基準」解説）。製品説明会は，主目的である製品説明の趣旨が損なわれないような場所で開催する必要があり，通常は院内会合室，医局等で行う。例外的に院外で行う場合は，公共の会合室やホテルの会合室等，一般的に会議場と認められる会場で開催する。料亭，割烹等はふさわしくない（運用基準「Ⅲ-2　医学・薬学的情報に関する基準」解説）。

2) 製品説明会における茶菓・弁当の提供

　製品説明会の際に合理的な理由がある場合は，参加者一人当たり3千円（消費税を除く）を超えない範囲で茶菓や弁当などを提供することができる（運用基準「Ⅲ-2　医学・薬学的情報に関する基準」）。また，娯楽，きょう応と誤解されないため，食事時間帯以外での開催においては，茶菓程度の提供にとどめる（運用基準「Ⅲ-2　医学・薬学的情報に関する基準」解説）。

(4) アドバイザリー会議

1) 基本的な考え方

アドバイザリー会議とは，製薬企業が医療関係者等に参加を求め，自社医薬品等に関する意見を交換したり，情報や助言を集めたりするための会合である（運用基準「Ⅱ　規約第4条の運用基準」）。

アドバイザリー会議の参加者に対して，相応の報酬や交通費などの費用を支払うことは公正競争規約に違反しないが，会合開催に当たっては，それらの支出が不当な利益供与にならないよう，次の事項に留意する必要がある（運用基準「Ⅱ　規約第4条の運用基準」解説）。

> ❶　適切な場所及び会合の目的に照らして適切な開催方法であること。
> ❷　会合の成果物，会合企画書，業務の委受託契約書，招聘状，議事録，報酬の領収書等の証憑が保管されていること。
> ❸　会合企画書に，会合の目的，正当な必要性，目的に合致した参加者の選定基準，参加者選定の要件を充たす責任者，目的を達成するために妥当と判断される参加者の必要数等が記載されていること。
> ❹　各参加者との業務委託契約書に，業務の目的，内容，報酬等が記載されていること。
> ❺　議事録に，会合の参加者ごとの発言要旨が記載されていること。

2) アドバイザリー会議における飲食の提供

アドバイザリー会議に出席した医療関係者等に慰労の意味で食事を提供することは，一般にも行われているものであることから提供が可能である。しかし，その費用が一人当たり2万円（消費税を除く）を超える金額となる場合は「きょう応」に該当し，公正競争規約に違反する（運用基準「Ⅱ　規約第4条の運用基準」解説）。また，2万円を下回る場合であっても，医療機関等の院内規程で飲食の提供が制限されていないか，留意が必要である。

(5) 社内研修会

1) 基本的な考え方

社内研修会とは，製薬企業がMRなどの社員の知識や技能の向上を目的として開催する社内の研修会である（運用基準「Ⅱ　規約第4条の運用基準」）。

社内研修会の目的が，医療関係者等に対する金銭や飲食の提供であるとの誤解を受けないよう，社内研修会は製薬企業による組織的な企画であり，その実質を備えていることが必要である。通常は製薬企業の事業所，講師等である医療関係者等の所属する医療機関等，それ以外の場合は，公共の会議室やホテルの会議室等，一般的に会議場と認められる会場で開催する（運用基準「Ⅱ　規約第4条の運用基準」解説）。

合理的な理由があれば，複数の医療関係者等に講師を依頼することも可能だが，研修目的のために必要な最小限の人数や頻度にとどめるのが原則である（運用基準「Ⅱ　規約第4条の運用基準」解説）。なお，社内研修会に講師役などを依頼した医療関係者等に対して，相応の報酬や交通費などの費用を支払うことは公正競争規約に違反しない（公正競争規約施行規則第4条第3項）。

2) 社内研修会における飲食の提供

社内研修会への出席を依頼した医療関係者等に，慰労の意味で食事を提供することは，講演会やアドバイザリー会議と同様に可能である。しかし，その費用が一人当たり2万円（消費税を除

く）を超える金額となる場合は「きょう応」に該当し，公正競争規約違反となる（運用基準「I-1 景品類提供の原則に関する基準」解説）。また，2万円を下回る場合であっても，医療機関等の院内規程で飲食の提供が制限されていないか，留意が必要である。

(6) 調査・研究に関する会合

1) 基本的な考え方

調査・研究に関する会合とは，製薬企業が，調査・研究の計画及び進捗確認等，実施に関わる検討を行うために開催する会合である（運用基準「III-4　調査・研究委託に関する基準」）。

会合が次の条件を満たしている限りにおいて，その開催費用，茶菓や弁当などの提供，会合に付随する懇親会のための費用の負担は，不当な利益供与には該当しない（運用基準「III-4　調査・研究委託に関する基準」）。

---

❶　企画書を作成し，参加者名簿を保管すること。

❷　研究会等会合は，それにふさわしい場所で行うこと。

❸　会合に付随する懇親会等は，会合の目的に照らして常識的な範囲に止めること。

❹　調査・研究に伴う会合が予定されている場合には，契約締結の際，契約の対象とする業務の範囲（例えば，会合開催も含めて契約したか）を明確にしておくこと。

❺　会合が，他の目的に流用されないこと。

❻　学会の開催時を利用して学会会場の近辺で会合を開催する場合は，学会参加者の費用の肩代わりになるような名目的な会合でないこと。

---

2) 調査・研究に関する会合における飲食の提供

会合が食事の時間にかかる場合，効率的に会合を進めるため，会合で食事を提供したり，会合後に食事を提供したりすることは不当な利益供与には当たらない。ただし，提供した飲食が一人当たり2万円（消費税を除く）を超える金額となる場合は「きょう応」に該当し，公正競争規約に違反することになる（運用基準「I-1　景品類提供の原則に関する基準」）。また，2万円を下回る場合であっても，医療機関等の院内規程などで当該飲食の提供が制限されているか否かについて，留意が必要である。

(7) その他の会合

その他の会合として，①講演会等の世話人会（製薬企業が開催する講演会などの企画や運営のために，医療関係者等から提案や助言を求めるための会合），②座談会（製薬企業が自社医薬品に関する説明用の資料などを作成するために，医療関係者等に参加を求めて開催する会合）などがある（運用基準「II　規約第4条の運用基準」）。

これらの会合開催に関する費用負担及び飲食の提供が医療関係者等への不当な利益供与に当たらないための留意事項は，先述したアドバイザリー会議と同様である。

2　飲食の提供に関する規制

(1) 提供が認められる飲食

公正競争規約において，製薬企業がその業務の一環として医療関係者等への提供を認められて

いる飲食は，大きく分けて次の4つに分類される。

---

❶　医薬情報活動に伴う飲食の提供（5千円以内）
❷　製品説明会その他の会合に伴う茶菓・弁当の提供（3千円以内）
❸　自社医薬品の講演会等に伴う懇親行事における飲食の提供（2万円以内）
❹　会合開催の慰労等における飲食の提供（2万円以内）

　このように，それぞれのケースにおいて一人当たりの設定金額が決められており，設定金額を超えない限りは原則として公正競争規約に違反しない。ただし，一人当たりの設定金額を下回る場合であっても，飲食物や娯楽等の提供それ自体を目的としている場合には，「きょう応」に該当し，公正競争規約に違反する。

　また，関連法規や医療機関等の院内規定などで，この種の飲食の提供が制限されていないかどうかについても留意が必要である。

1) 医薬情報活動に伴う飲食の提供

　MRによる医療関係者等への医薬品に関する情報提供（医薬情報活動）に伴う飲食物の提供であり，当該業務を行う場所や時間を，医療機関内において確保できない場合に限り実施できる。相手方の人数も3人程度で，一人当たりの金額は5千円（消費税を除く）を超えない範囲とする（運用基準「Ⅱ　規約第4条の運用基準」）。また，酒や娯楽を主体とする店での飲食物の提供は認められない（運用基準「Ⅱ　規約第4条の運用基準」解説）。

　なお，医療関係者等の学会等または自社医薬品の講演会等の出席の機会を利用した飲食の提供（医療関係者等に飲食を提供することを目的に，学会等の開催地に出向いて行うことや，医療関係者等と示し合わせて行うこと）は，5千円以内であっても認められない（運用基準「Ⅱ　規約第4条の運用基準」解説）。

2) 製品説明会その他の会合に伴う茶菓・弁当の提供

　MRが医療関係者等を相手に製品説明会を開く場合は，開催時間が食事時間帯であれば医療関係者等一人当たり3千円（消費税を除く）を超えない範囲で茶菓・弁当を提供することが認められている（運用基準「Ⅲ-2　医学・薬学的情報に関する基準」）。

　また，その他の会合においても，開催時間が食事時間帯にかかる場合など，合理的な理由があれば懇親行事とは別に医療関係者等一人当たり3千円（消費税を除く）を超えない範囲で茶菓・弁当を提供することは認められる（運用基準「Ⅱ　規約第4条の運用基準」）。

　ただし，いずれにおいても，茶菓・弁当の提供自体が目的であると認められる場合は「きょう応」に該当し，公正競争規約違反となる（運用基準「Ⅲ-2　医学・薬学的情報に関する基準」解説）。

3) 自社医薬品の講演会等に伴う懇親行事における飲食の提供

　自社医薬品に関する講演会などの会合の終了後に，参加者の懇親のために「ささやかな懇親行事」を行い，飲食を提供することは認められている。

　「ささやかな懇親行事」とは，講演会などの終了後に引き続いて，当該会合と同じ会場で行われる立食パーティーのことであり，会合場所とは別の飲食店に参加者を招き，飲食を提供することは認められていない。懇親行事において提供する飲食は，一人当たり2万円（消費税を除く）を超えてはならない。なお，立食形式で行えない場合は，半額の1万円程度が妥当とされている（運用基準「Ⅲ-5　自社医薬品の講演会等に関する基準」解説）。

4) 会合開催の慰労等における飲食の提供

　調査・研究に係る会合や講演会等の世話人会，アドバイザリー会議，座談会の会合等への参加を依頼した医療関係者等に対して，慰労を目的として食事を提供することは，公正競争規約において認められている（運用基準「Ⅱ　規約第4条の運用基準」）。

　ただし，慰労を目的とした食事であっても，一人当たり2万円（消費税を除く）を超える場合は「きょう応」に該当し，公正競争規約違反となる。また，2万円を下回る場合でも，医療機関等の院内規程により，この種の飲食の提供が制限されているか否かについて留意が必要である。

　このような慰労を目的とした食事の提供は，いずれも講演会などの会合を開催した「当日に限る」ものである。また，いずれの飲食の提供行為においても，酒や娯楽の提供が主体の店で行われる場合は，飲食物や娯楽の提供それ自体が主目的となるため「きょう応」に該当し，公正競争規約違反となる（運用基準「Ⅱ　規約第4条の運用基準」解説）。

(2) 提供が認められない飲食

　従来，社会的儀礼を名目として広範に行われていたいわゆる「二次会」や「娯楽」の提供は，その必然性や合理性に乏しく，むしろ医薬品の適正使用を妨げかねないため「きょう応」に該当し，公正競争規約違反となる（運用基準「Ⅰ-1　景品類提供の原則に関する基準」解説）。「二次会」とは，飲食の提供後，改めて場所や提供内容を変えて飲食を提供することであり（提供する飲食の内容，金額の多寡，提供場所が同一ホテルの中にあるか否かを問わない），「娯楽」とは，カラオケ，ゴルフ，釣り，映画，観劇，スポーツ，旅行その他の催し物への招待や優待のことである（運用基準「Ⅱ　規約第4条の運用基準」解説）。

　なお，医療関係者等と会食し，その費用を「割り勘」で支払う場合は公正競争規約違反とはならないが，外部から誤解を受けないためにも，割り勘であったことを証明できるレシートなどの証憑書類を入手しておく必要がある。また，公正競争規約に則った飲食を提供した後に「二次会」が行われ，公正競争規約で定める飲食の価格の上限を超える部分について「割り勘」で支払った場合，製薬企業としては新たな費用負担はないものの，当該「二次会」は公正競争規約に則った飲食の提供と一連の行為とみなされるため，たとえ「割り勘」であっても公正競争規約違反となるおそれがある（運用基準「Ⅱ　規約第4条の運用基準」解説）。

(3) 国家公務員の場合の特則

　国家公務員は，次の場合を除き，原則として利害関係者の負担で飲食をすることはできない（国家公務員倫理規程第3条第2項及び第4条）。

---

❶　職務として出席した会議その他の会合において，利害関係者から茶菓の提供を受ける場合。

❷　多数の者が出席する立食パーティーにおいて，利害関係者から飲食物の提供を受ける場合。

❸　職務として出席した会議において，利害関係者から簡素な飲食物の提供を受ける場合。

❹　私的な関係がある利害関係者との飲食（なお，利害関係の状況，私的な関係の経緯，行為の態様等により問題がない場合に限る）。

　このように，国家公務員は自分で費用を負担するか，または利害関係者以外の第三者が費用を

　負担するのであれば，利害関係者と共に飲食をすることができる。ただし，自分の飲食に要する費用が1万円を超える場合は，事前に倫理監督官への届出が必要とされている（やむを得ない事情により，事前に届出ができなかった場合は，事後速やかに届出を行う）。

　なお，多数の者が出席する立食パーティーにおいて利害関係者と共に飲食をする場合，または私的な関係がある利害関係者と共に飲食をする場合で，自分または私的な関係のある第三者が費用を負担する場合には，原則として届出は必要ない（国家公務員倫理規程第8条）。

3　業務委託に関する規制

(1) 講演，執筆，コンサルティング等の委託
1) 基本的な考え方

　製薬企業は，医療関係者等に対し，研究，臨床試験，製造販売後調査，コンサルタント及びアドバイザー，会合への参画，講演会等での座長や講演，研修講師等の業務を委託し，報酬，費用等を支払うことができる。ただし，これら業務の委託にあたっては契約を交わし，当該契約は次の基準をすべて満たさなければならない（製薬協コード・オブ・プラクティス（製薬協コード）「8.業務委託」）。

❶　業務の目的及び業務に対する報酬，費用等の支払根拠を明記した書面による契約を交わすこと。
❷　業務を委託する前に業務に対する正当な必要性を明確に特定すること。
❸　業務の委託先は，特定された必要性に直接関連しており，また，その業務の提供に必要な専門知識を有していること。
❹　業務を委託する人数は，特定された必要性を達成するのに妥当な人数であること。
❺　特定の医薬品の処方，購入，推奨等を誘引するものでないこと。
❻　業務に対する報酬は，委託した業務の対価として妥当であること。

　当該要件はIFPMA[2]コード・オブ・プラクティス（IFPMAコード）の要件（「7.4　業務に対する報酬」）とほぼ同義であり，海外においても同様の基準が設けられている。

　なお，適正な業務対価については，国際的にはFair Market Value（FMV）という概念が用いられ，FMVの算定は製薬企業にとって重要となりつつある。この点は各種のベンチマークにより，客観的・複合的にFMVを定める企業もあれば，演者等のクラスや拘束時間等によって定める企業もあるが，いずれにしても報酬基準が事前に定められており，業務委託ごとに恣意的に決定されないことが重要である。

2) 自社医薬品の講演会等における講演の委託

　自社医薬品の講演会等の会合の実施に際して，報酬・旅費を支払う場合には，次の点に留意する（運用基準「Ⅲ-5　自社医薬品の講演会等に関する基準」解説）。

❶　講演の依頼が名目的でないこと。
❷　プログラム等に役割担当者名が記載されていること。
❸　依頼したことが取引誘引になっていないこと。

[2] International Federation of Pharmaceutical Manufacturers & Associations：国際製薬団体連合会

❹ 講演料の額が社会通念上妥当であること。

❺ 委受託契約書又は依頼書，応諾書を交わすこと（書面で依頼すること）。

❻ 所属医療機関等における出張に関する所要の手続きを確実に行ってもらうこと。

3) その他の講演・執筆等の委託

　医学・薬学的調査・研究に伴って，製薬企業が医療関係者等に講演や執筆を委託する場合，それに相応する講演料，原稿料を支払うことは認められている。ただし，次の事項に留意する必要がある（運用基準「Ⅲ-4　調査・研究委託に関する基準」）。

❶ 講演，執筆の依頼が名目的でないこと。

❷ 依頼したことが取引誘引手段になっていないこと。

❸ 講演料，原稿料の額が社会通念上妥当であること。

❹ 書面で依頼すること。

❺ 講演開催記録を残すこと。

　国家公務員の場合，あらかじめ倫理監督官の承認を得なければ，利害関係者の依頼により，報酬を受けて講演等を行うことはできない（国家公務員倫理規程第9条）。また，講演等の打合せ時間，配付資料作成時間や講演等関係者との懇親目的の意見交換会等について報酬を受けることはできない。

　なお，次に該当する場合，国家公務員は，書籍等の監修や編さんを行ったことに対する報酬を受領できない（国家公務員倫理規程第6条）。

❶ 国の補助金や経費で作成される書籍等の場合。

❷ 自分が属する国の機関が所管する行政執行法人が，書籍の作成に補助金等を支出している場合。

❸ 国の機関のどこかが書籍等の作成に補助金等を支出している場合。

❹ 国が過半数を買い入れる書籍等の場合。

4) 海外への派遣を伴う委託

　製薬企業が，医療関係者等を海外で開催される自社医薬品の会合や，製品開発の調査・研究に関する会合などに派遣する場合には，次の各要件を満たさなくてはならない（運用基準「Ⅲ-4　調査・研究委託に関する基準」）。

❶ 海外に派遣する合理的な理由が明確であること。

❷ 派遣に当たっては，会合の開催目的にふさわしい場所・会場，プログラム及び適正な渡航スケジュールであること。

❸ 目的や役割から見て，派遣する人数が適正かつ妥当であること。

❹ 報酬・費用の額が社会通念上妥当であること。

❺ 派遣に当たっては，学会等への出席の便宜を図るようなものではないこと。

❻ 委託に際しては，書面による委受託契約を締結すること。

❼ 委託する内容に応じて，次の要件を具備すること。

　a. 海外で開催される会合での役割者

　　座長，研究発表・講演，討議・意見交換等の役割を委託する場合は，帰国後に報告書を受領するか，あるいは議事録を作成し，保管すること。

　b. 海外で開催される会合での一般参加者

　　a. 以外で，出席・聴講等を委託する場合は，帰国後に会合に関する報告書を受領し，保管すると共に，帰国後に自社が主催する講演会等での座長，研究発表・講演等や，自社の研究・開発部門及び学術部門への講演等（専門的見地からの指導・助言を含む），自社の学術資材の原稿執筆その他これらに準じた役割を担うことを委受託契約書等に明記すること。

(2) データ収集，調査及び研究等の委託

1) 治験に関する研究委託

　治験に関する研究委託とは，製薬企業が医薬品の製造販売承認または承認事項の一部変更承認を申請するに際し提出すべき資料の収集を目的とし，特定の医療機関及び医師に対し委託することをいう（運用基準「Ⅲ-4　調査・研究委託に関する基準」）。

　治験は，製造販売後の医薬品の取引とは関係なく行われるものであるので，その研究費の支払いや，治験の実施に必要な範囲での物品提供は，不当な利益供与に当たらず，公正競争規約違反とはならない。ただし，研究費の支払いや，治験の実施に必要な範囲での物品提供であっても，医療用医薬品の購入に関連づけて行われる場合は，公正競争規約違反となる（運用基準「Ⅲ-4　調査・研究委託に関する基準」）。

2) 製造販売後の調査・試験等

　製造販売後の調査・試験等とは，GVP省令[*3]，GPSP省令[*4]でいう「市販直後調査」，「製造販売後調査等」（使用成績調査（一般使用成績調査，特定使用成績調査，使用成績比較調査），製造販売後データベース調査，製造販売後臨床試験）及び「副作用・感染症報告」をいう（運用基準「Ⅲ-4　調査・研究委託に関する基準」）。また，製造販売後の調査・試験等の報酬及び費用の支払いは，公正競争規約違反とはならない（公正競争規約第5条第4号）。

　なお，製造販売後の調査・試験等における症例報告の報酬等おいては，次の要件を満たさなければならない（公正競争規約施行規則第3条）。

❶　調査対象医薬品を採用・購入していない医療機関等に症例報告を依頼しない。また，調査対象医薬品の採用・購入の継続又は購入量の増加を条件として依頼しない。

❷　調査予定症例数は，調査目的又は調査内容に照らして適正な数とする。

❸　調査の目的を十分に果たし得る医療機関等に依頼する。

❹　調査目的，調査内容に照らして，依頼先が特定の地域，特定の種類の医療機関等に偏らないようにする。

❺　医療機関又は医師等の実際の診療例に比して過大な数の依頼をしない。

❻　症例報告の依頼は文書で行う。

❼　症例報告の報酬の額は，合理的に算定された客観的な適正な額を超えてはならない。

[*3] Good Vigilance Practice：医薬品，医薬部外品，化粧品及び医療機器の製造販売後安全管理の基準に関する省令
[*4] Good Post-marketing Study Practice：医薬品の製造販売後の調査及び試験の実施の基準に関する省令

> また，同一内容の調査票で，依頼先の医療機関等により報酬額に差を付けてはならない。
> ❽　報酬は，調査目的に照らして必要な全ての項目に必要な事項が完全に記載された調査票に対して支払う。
> ❾　❽の調査票を受け取る前に報酬を支払ってはならない。ただし，国立又は地方公共団体立の医療機関等に委託する場合などにおいて，契約の確実な履行を条件に対価を前払いする旨を約束したときは，この限りでない。

これらの調査や試験に対する報酬は，調査や試験の種類や難易度を考慮し，製薬企業が決めることができるが，不当な利益供与とならないため，「過大」にわたらない範囲でなければならない。報酬の範囲については，次のように定められている（運用基準「Ⅲ-4　調査・研究委託に関する基準」）。

> ❶　市販直後調査
> 　調査票の記載作業を伴わないため，医療機関へ報酬を支払うことはできない。
> ❷　一般使用成績調査，使用成績比較調査及び副作用・感染症報告
> 　報酬の総額は，原則として，1症例あたり1万円を超えない。調査内容が特に難しいことなどにより，長時間の作業を要するものであっても，1症例あたり3万円を超えない額を目安とする。
> 　また，原則として，同一の調査票で依頼先の医療機関及び医師により報酬額に差をつけてはならない。ただし，例外的に，依頼先医療機関に，委受託契約の締結及びその契約の対価の積算方法に関する合理的かつ明確な規定が定められており，その方法によらなければ委受託契約が締結できないという事情がある場合には，報酬額に差が生じてもやむを得ない。
> 　なお，全症例を対象に調査を実施することが求められている一般使用成績調査においては，一定の要件を満たすことにより，報酬の総額が1症例又は1調査票当たり3万円を超えることも許容されうる。
> ❸　特定使用成績調査
> 　社会通念に照らして過大にわたらない適正な報酬額（調査票の作成費用）を個々の調査ごとに判断するものとする。
> ❹　製造販売後データベース調査
> 　医療機関に対し直接症例報告を求めることはないため，医療機関に対し症例報告の対価として報酬を支払うことはない。
> ❺　製造販売後臨床試験
> 　依頼する試験の内容が個別に異なるので，報酬・費用もそれに応じて個別に算定し，契約書に明記する。特に症例報告の報酬については，自社医薬品の不当な取引誘引に結び付くことのないよう，社会通念に照らして過大にわたらない適正な金額とする。

3) その他の調査・研究等の委託
その他の調査・研究等の委託に当たっては，次の要件を満たす必要がある。

> ❶　調査・研究等の成果物又はその使用権・利用権等を受領すること。

❷　調査・研究等の内容に照らし，報酬及び費用が社会通念上過大でないこと。

❸　書面で委受託契約を締結すること。委受託契約書には，委託する調査・研究等の内容・範囲を明確にし，報酬及び費用等の内訳・金額を詳細に記載すること。

❹　医療関係者個人に対する調査・研究委託については，所属医療機関が研究等の受託を許容していること。

　臨床研究法に基づく特定臨床研究に対して金品などを提供する場合には，委託契約によるものかどうかを問わず，保険償還を伴う医療用医薬品や，検査等費用の提供を行ってはならない。また，症例報告の収集において，自社医薬品の不当な取引誘引となる金品等の提供や施設選定は行ってはならない（運用基準「Ⅲ-4　調査・研究委託に関する基準」）。

4）アンケート調査

　アンケート調査は，製薬企業が市場調査の一環として，医療関係者等に質問形式で行うものである。アンケート調査の謝礼として，回答者1名につき1千円を超えない範囲を目安とした物品の提供することは，公正競争規約違反とはならない。ただし，次の要件を満たす必要がある（運用基準「Ⅲ-4　調査・研究委託に関する基準」）。

❶　本社，支店，営業所，出張所等で企画・実施する。

❷　アンケート実施責任者を明確にする。

❸　アンケート調査用紙のタイトルには「アンケート」の文言を表示し，企業名，組織名，実施責任者名を表示する。

4　物品等の提供に関する規制

（1）医療に関連する物品等の提供

1）医薬品の使用に際して必要・有益な物品等

　「自社の医療用医薬品の使用に際して必要な物品若しくはサービス，及び，自社医薬品の効用，便益を高めるような物品若しくはサービスの提供は公正競争規約に違反しない」とされている（公正競争規約第5条第1号）。

　ここでいう「自社の医療用医薬品の使用に際して必要な物品若しくはサービス」とは，当該医薬品の本来の効能を十分に発揮させるため，あるいは当該医薬品を使用・利用するため必要な物品もしくはサービスのうち，「特別に付加されたもの（特典）」との認識を持たないものであって，次の要件を備えたものをいう（運用基準「Ⅲ-1　必要・有益な物品・サービスに関する基準」）。

❶　当該商品の専用品であり，代替がきかないこと。

❷　当該商品と別個に市販されることが一般的になっていないこと。

❸　患者，診療報酬等から医療機関等に収入が考えられないこと。

❹　相手先によって提供内容，提供方法等に差異が生じないこと。

❺　医療機関等において，使用目的以外の使用が考えられないこと。

❻　その他不当な取引誘引にならないこと。

　また，「自社医薬品の効用，便益を高めるような物品若しくはサービス」とは，その医薬品の

保管や使用の際に，その有効性や安全性，品質を確保するためや利便性を高めるために必要な物品やサービスであって，次の要件を備えたものをいう（運用基準「Ⅲ-1　必要・有益な物品・サービスに関する基準」）。

---

❶　当該医薬品を販売する製薬企業が提供することに妥当性があること。
　　次の場合，無償で提供することに妥当性があるとはいえない。
- 一般的に市販されており，入手が容易な場合
- 市販されている類似品により同様の利便性が得られる場合
- 医療機関等において，使用目的以外の使用が明らかである場合

❷　当該物品又は当該行為について，診療報酬が設定されていないこと。

❸　当該医薬品との関連において，提供側と相手側の双方にメリットがあること。
　　例えば，当該医薬品の使用にあたり適正使用の確保，医療過誤の防止，保管に関する物品やサービス等の改良に役立つような情報の収集等は，医療機関等あるいは患者，当該製薬企業双方にとってメリットがあるといえる。

❹　その他不当な取引誘引にならないこと。
- 取引条件として提供しないこと
- 一定量を使用すること等を条件にして提供しないこと
- 物品もしくはサービスの経済的価値が過大とならないこと

IFPMAコードでは，医薬品の使用に際して必要・有益な物品等について，「控えめな価格で日常業務の肩代わりとならず，かつ，医療サービス及び患者ケアの向上に有益である場合は，医療に役立つ物品を提供できる」としつつ，「個々の物品が適切であっても，頻繁に提供されるべきではない」としている（IFPMAコード「7.5.2　医療および患者ケアに役立つ物品」）。また，「聴診器，手術用手袋，血圧計，注射針等は通常の業務において購入される物であり，医療関係者もしくは職員が自ら購入すべきものである」とし，その提供は「費用との肩代わり」と見なされるとしている（IFPMAコード「Q&A15.1　医療に役立つ物品」）。

2）医薬品の情報提供に関連する物品等

　医療用医薬品に関する医学・薬学的情報，その他自社の医療用医薬品に関する資料，説明用資材等の提供は，公正競争規約違反とはならない（公正競争規約第5条第2号）。

　「自社の医療用医薬品に関する」とは，自社の医療用医薬品の有効性，安全性及び品質に関するもののほか，当該製品の薬物療法に関するもの及び自社の医療用医薬品の適正使用に必要と考えられる疾病の診断，治療，予防等に関するものを指し，次の事項が含まれる（運用基準「Ⅲ-2　医学・薬学的情報に関する基準」解説）。

---

❶　学会等で発表された自社医薬品に関する情報。

❷　製品化を計画中のもの（製造販売承認申請又は治験届出をしたもの）に関する情報。

❸　日本では未承認の適応症であるが提携企業（親会社等）の所在国で承認されている自社医薬品に関する情報。

❹　薬価，診療報酬上の取り扱い等に関する情報。

　また，「資料，説明用資材」とは，情報提供（伝達）の際に使用する媒体のことであって，印刷物，スライド・ビデオ・写真等の視聴覚資材及びCD-ROM，フロッピーディスク，インターネッ

ト，電子メールなどの電子媒体等をいう（運用基準「Ⅲ-2　医学・薬学的情報に関する基準」）。

　自社医薬品に関する情報は，経済上の利益に当たる媒体を使って提供する場合であっても，原則として公正競争規約違反とはならないが，次については，医療機関等に提供することはできない（運用基準「Ⅲ-2　医学・薬学的情報に関する基準」解説）。

---

❶　自社医薬品説明のための資料ではなく，医療機関等及び医療関係者等が自ら負担すべき費用の肩代わりとなるもの。
- 医療関係者等に指定された医学・薬学図書・雑誌
- 日本医薬品集，今日の治療指針，保険薬事典等
- 自社医薬品の説明を目的としない文献検索・コピーの提供

❷　医療機関等及び医療関係者等の専ら業務上の必要性から要請された情報媒体や情報整備の費用。
- 医療関係者等自らの学会発表用スライドの作成・提供
- 特定の医療機関等からの要請に基づく患者啓発用資材等の作成・提供

❸　診療報酬が設定されているもの。

　なお，自社製品に関連しない一般的な医学・薬学的情報の提供であっても，次の要件を満たす限り公正競争規約違反とはならない（運用基準「Ⅲ-2　医学・薬学的情報に関する基準」解説）。

---

❶　単に費用の肩代わりにならないこと。ただし，次の場合は情報提供が制限される。
- 医療機関等が通常自ら対価を払い購入すべき情報を提供する場合
- 医療機関等が指定する情報を購入して提供する場合

❷　情報媒体の単価は，5千円を超えないことを目安とする。

❸　その他不当な取引誘引手段にならないこと。ただし，単価が妥当な範囲であっても，一度に多種の情報媒体を大量に提供したり，また，訪問のつど情報媒体を継続提供する行為は，情報提供行為を逸脱した不当な取引誘引行為に当たるおそれがある。

　IFPMAコードでは，医薬品の情報提供に関連する物品等について「医療関係者が患者に病気や治療に関する教育を行うため，もしくは医療関係者の教育のために提供される情報を伴う物品または教育的物品は，教育が主目的であり，独立した価値を持たない場合に限り提供することができる」とし，あわせて「医学書や定期購読は妥当な価格でなければならない。その他の情報を伴う物品または教育的物品は控えめな価格でなければならない」としている（IFPMAコード「7.5.3　患者ケアに資する情報を伴う物品または教育的物品」）。

3）試用医薬品

　公正競争規約施行規則で定める基準による試用医薬品の提供は，公正競争規約違反とはならない（公正競争規約第5条第3号）。試用医薬品とは，医療用医薬品として承認を受け，販売許可を取得した後に製造され，医療機関等に無償で提供されるもので，次の2種がある（運用基準「Ⅲ-3　試用医薬品に関する基準」）。

- 製剤見本
　医療関係者等が当該医療用医薬品の使用に先立って，剤形及び色，味，におい等，外観的特性について確認することを目的とするもの。
- 臨床試用医薬品

医療関係者等が当該医療用医薬品の使用に先立って，品質，有効性，安全性，製剤的特性等について確認，評価するために臨床試用することを目的とするもの。

なお，製品の説明もないまま，医療関係者等の勤務先に試用医薬品を置いてくるだけということはあってはならない。試用医薬品を提供するための基準については，次のように定められている（運用基準「Ⅲ-3　試用医薬品に関する基準」解説）。

◆製剤見本

❶　包装単位は製剤見本の目的に応じた最小包装単位とする。「最小包装単位」とは「外観的特性」を確認するために必要な最小の包装単位である。医薬品にはさまざまな剤形があり，最小包装単位についても一律に規定できない。

❷　提供量は，製剤見本の目的に応じた必要最小限度とする。「必要最小限度」の提供量は，医療関係者等1名に対して1～2個（包装）とする。反復提供をしてはならない。

❸　MRが医薬品に関する情報を伴って提供することを原則とする。医薬品卸売業者を経由して提供する場合は，製剤見本を製品情報概要などの情報とセットで袋詰めにし，宛先に医療関係者を明記するなど，製剤見本が確実に渡される方法を採ること。単に製剤見本に提供先リストを付けて医薬品卸売業者に依頼する方法は認められない。

◆臨床試用医薬品

❶　臨床試用を行おうとする医師からの要請があった場合に限り，所定の「臨床試用医薬品試用書」により提供する。

❷　MRが情報を伴って自ら直接提供する。薬局への提供，医薬品卸売業者を経由しての提供はしない。

❸　包装単位は当該商品の最小包装単位以下とする。

❹　提供期限は，薬価基準収載，効能追加等承認後1年以内とする。

❺　提供量は目的に応じた必要最小限度とする。

- 「提供量」＝「1日用量」×「試用日数」×「試用症例数」
- 1日用量は，承認された用法・用量の範囲とする
- 試用日数は，効果確認が短期間のものは14日以内，長期間のものは30日以内，屯服用は3～4回分とする
- 試用症例数は，診療所は1施設当たり3症例，病院は20症例を限度とする

❻　当該医薬品をすでに使用している医療機関等への提供は行わない。

---

(2) 医療に関連しない物品等の提供

1）IFPMAコードによる制限

IFPMAコード「7.5　医療関係者に対する贈り物およびその他の物品」では，「医療関係者等の個人的な利益となる贈り物」及び「プロモーション用補助物品」を医療関係者等に提供することが禁止されている。IFPMAコードで認められているプロモーション用補助物品は，「主催または第三者が開催する会合」において，「廉価」であり，「企業名のみが掲載されている」，「会合のために必要な分だけ」の「ペンやメモ帳」であり，付箋紙（例：ポストイット）やマウスパッド，カレンダー等の配布は禁止されている。

> **IFPMAコード「7.5　医療関係者に対する贈り物およびその他の物品」及び関連Q&A**
> **7.5.1　贈り物およびプロモーション用補助物品**
>
> ・7.5.1.1　贈り物の禁止
>
> 　医療関係者（直接，および診療所や施設を通じる場合に関わらず）の個人的な利益となる贈り物（スポーツ，娯楽チケット，電子機器，社会的儀礼の贈り物など）の提供は禁止されている。現金，現金同等物または個人的な労務の提供または提案も禁止されている。個人的な労務とは，医療関係者の職務に無関係のあらゆるタイプのサービスであり，医療関係者に個人的な利益を与えるものをいう。
>
> ・Q&A13.娯楽
>
> 　Q13.1　IFPMAコードは，医療関係者およびその他の利害関係者に対する，娯楽，レジャーまたは社交活動の提供を禁止している。この規則に例外はあるか。
>
> 　A13.1　例外はない。企業がコンサートの鑑賞費用を出すこと，娯楽チケットを購入することなど，いかなる種類のものであっても娯楽の代金を支払うことは適切ではない。
>
> ・7.5.1.2　プロモーション用補助物品
>
> 　プロモーション用補助物品は，プロモーション目的で提供される金銭以外の物品である（これには5条，6条に記載のとおりプロモーション資材は含まない）。処方医薬品のプロモーションに関連してこれらの物品を医療関係者に提供または提案することは禁止されている。
>
> 　OTC医薬品のプロモーションに限定されている場合，それが廉価であり，最小限の量であれば，医療関係者の活動に関連する場合に限り医療関係者に提供できる。
>
> ・Q&A14.プロモーション用補助物品
>
> 　Q14.1　7.5.1.2において処方医薬品のためのプロモーション用補助物品の提供が禁止されている。この条項は企業が開催するイベントにおけるペンやメモ帳の配布にも適用されるか。
>
> 　A14.1　いいえ。企業が開催するイベントにおいて，会議中にメモをとる目的でペンやメモ帳の配布はできる。医薬品の名称は掲載してはならないが，企業名の掲載は可能である。それらのペンやメモ帳は廉価であり必要量のみの配布としなければならない。禁止されているプロモーション用補助物品として，付箋紙，マウスパッド，カレンダー等が含まれる。

2）公正競争規約による制限

　公正競争規約では医療機関等への不当な利益供与を禁じているが（第3条），公正競争規約施行規則第5条では，次のような経済上の利益の提供は，不当な利益供与に当たらず，公正競争規約には違反しないとされている。

> ❶　少額で，正常な商慣習に照らして適当と認められる範囲を超えない景品類。
> ❷　慣例として行われる親睦の会合に際して提供する社会通念上華美，過大にわたらない贈答。
> ❸　慣例として行われる自己又は医療機関等の記念行事に際して提供する社会通念上華美，過大にわたらない贈答，接待。

① 少額で，正常な商慣習に照らして適当と認められる範囲を超えない物品類の提供

「少額で，正常な商慣習に照らして適当と認められる範囲を超えない景品類」については，次のように定められている（運用基準「Ⅳ-1　少額・適正な景品類に関する基準」）。

> ❶　社会通念上少額と認められる物品又はサービスであること。この判断にあたっては，その単価が市価でみて3千円程度までを目安とする。
> ❷　金銭代替性がないこと。商品券，図書カードなどのような，物品又はサービスの提供を目的とするプリペイドカードは，金銭代替性があるものとして取り扱う。
> ❸　製薬企業としての倫理からみて問題がないこと。販促手段として計画的，継続的に提供しないこと。
> ❹　関連法規等で制限されていないこと。
> ❺　公正競争規約，施行規則及び運用基準の他の規定で制限されていないこと。
> ❻　その他不当な取引誘引手段にならないこと。医療関係者等に頻回・大量に提供する場合は，不当な取引誘引手段になるものとして取り扱う。

② 慶弔に伴う物品類の提供

慶事（叙勲祝い，結婚祝いなど），弔事，見舞い，餞別などとして金品を送ることは，社会的儀礼行為として通常，行われることであり，公正競争規約においても「社会通念上華美，過大にわたらない範囲」であれば認められている。ただし，慶弔に名を借りて金品の提供を行うことや，慶弔をプロモーションの手段とすることは禁止されている（運用基準「Ⅰ-1　景品類提供の原則に関する基準」）。

慶弔に際して，どのくらいの金額を提供すべきかについては，慶弔の種類，当事者の社会的地位，関係の度合，地域の慣習などによるため，一概には決められず「社会的儀礼の範囲」，もしくは「社会通念上，華美，過大にわたらない範囲」ということが基準になっている。しかし，こうした慶弔に関する贈り物は，その実施する頻度や金額によっては取引を不当に誘引する可能性があるため，結婚記念日，誕生日祝いなどは「慶弔」には該当しないなど，一部については次のような具体的な基準が定められている（運用基準「Ⅰ-1　景品類提供の原則に関する基準」解説）。

> ❶　毎年又は定期的に発生する結婚記念日，誕生日祝い等 については「慶弔」には該当せず，金品の提供は認められない。また，学会等に出席のため，ごく短期間海外出張する医療関係者等に対して金品を提供するようなことは，餞別と称しても慶弔には該当せず，認められない。
> ❷　❶以外の慶事及び餞別においても，正常な商慣習に照らして適当と認められる範囲を超える金品の提供は，認められない。ここでいう適当と認められる金額は，1万円を超えないものとする。 なお，国や自治体が功労として認めた叙勲祝い等に関しては，本人の長年の功績を世間一般が讃えるものと解されるのでこの限りではない。

③ 中元・歳暮等の提供

製薬企業から医療関係者等へ送られる中元や歳暮，また，製薬企業の担当者（MRなど）の上司が医療機関等を訪問する際の手土産については，正常な商慣習に照らして適当と認められる社会的儀礼行為であり，その内容が華美，過大にわたらない範囲において認められている。

ただし，製薬企業の担当者が日常業務の中で，担当する医療関係者等に手土産などを提供する

ことは，ここで認める社会的儀礼行為には該当せず，公正競争規約違反となる（運用基準「Ⅰ-1 景品類提供の原則に関する基準」解説）。

④　行事における物品等

「慣例として行われる親睦の会合，あるいは自己又は医療機関等の記念行事に際して提供する社会通念上華美，過大にわたらない贈答，接待」は，公正競争規約違反とはならない（公正競争規約施行規則第5条第2号及び第3号）。

慣例として行われる自社の主催する親睦の会合（忘年会，新年会，賀詞交換会など）や，自己の記念行事（創立○○周年記念，支店・営業所開設披露，社長交代等に伴う行事）に際し，医療関係者等を招待して提供する景品類（贈答品や懇親会等）は，「社会通念上華美，過大にわたらない範囲」であれば公正競争規約に違反しない。また，自社医薬品発売○○周年記念等のように，製品に直接関係する記念行事に伴って提供する記念品の価額は，5千円を超えない額を目安とする（運用基準「Ⅳ-3　記念行事に関する基準」解説）。

医療機関等が主催する親睦の会合（医療機関等や院内組織（診療科，いわゆる医局など）が組織全体で行うもの）に対しては，名目のいかんを問わず金品を提供することはできない。また，医療関係者等の個人的な集まりや，同好会などの私的グループが行う会合も公正競争規約施行規則第5条第2号に規定する「親睦の会合」には当たらず，これらの会合に対しても金品を提供することはできない（運用基準「Ⅳ-2　親睦会合に関する基準」解説）。

一方で，医療機関等の記念行事（社会一般に慣例として行われる落成記念，開設○○周年記念，施設の功績表彰（地域医療の貢献等）など，施設全体で行う行事であって，他の業界や社会一般的にも広く認知されているもの）については，「社会通念上華美，過大にわたらない範囲」であれば金品を提供することができる。ただし，この場合，社会的批判や誤解を受けないために，趣意書，案内状，招待状等，行事の内容が確認できる文書を入手する必要がある（運用基準「Ⅳ-3 記念行事に関する基準」）。

3）国家公務員の場合の特則

国家公務員は，次の場合を除き，利害関係者から金銭・物品等の贈与を受けることができない（国家公務員倫理法第3条第2項及び第4条）。

---

❶　広く一般に配布するための宣伝用物品や記念品を受け取ること（例：社名入りのカレンダーやボールペン，企業の創立○○周年を記念して作成された書籍を受け取るような場合）。

❷　結婚披露宴を行う際に，親や配偶者との関係に基づいて出席した利害関係者から通常の社交儀礼の範囲内の祝儀を受け取ること。

❸　親の葬儀の際に，亡くなった親との関係に基づいて利害関係者が持参した通常の社交儀礼の範囲内の香典を受け取ること。

❹　私的な関係がある利害関係者から，金銭・物品等の贈与を受けること（例：親の葬儀に際し，学生時代からの友人から香典を受け取るような場合）。

4）IFPMAコードと公正競争規約による規制の調整

現状ではIFPMAコード上のルールと，公正競争規約ないし国家公務員倫理法上のルールが一致していないことになるが，この点に関して，日薬連から通知が発出されている。

日薬連発第824号
平成30年11月26日

加盟団体　殿

日本製薬団体連合会

会長　手代木　功

IFPMA コード改定に関する連絡について

　平素より当連合会の活動にご理解とご協力を賜り厚く御礼を申し上げます。
　さて，昨今の製薬企業のプロモーションを取り巻く環境が大きく変化する中，IFPMA コード・オブ・プラクティス（以下，IFPMA コード）が改定され，2019 年1月1日より，新たに施行される予定です。つきましては，IFPMA 加盟企業並びに加盟協会は，以下の内容につき，その遵守が求められることとなります。

（主な改定内容）
■医療関係者の個人的な利益となる贈り物，現金，現金同等物並びに個人的な労務の提供禁止（例：中元，歳暮，年賀，香典等）
■医療関係者に対する，医療用医薬品のプロモーションに関連するプロモーション用補助物品の提供禁止（例：付箋紙，マウスパッド，カレンダー等）

（改定の背景）
　医療用医薬品の処方は，医療関係者の個人的な利益となる贈り物によって歪められることはあってはならず，製薬企業は，客観的で科学的な情報に基づくプロモーション活動を行うべきです。
　よって，IFPMA コードにおいて，これまで日本を含むいくつかの国において例外的に許容されていた重要な国民的・文化的または宗教上のイベント時に慣習的に提供する贈り物，現金等についても，医療関係者の処方，購入の判断の中立性を妨げるとの誤解を招く恐れがあるため，今般一律に提供禁止されることになります。

　日薬連加盟各団体におかれましては，IFPMA コード改定の内容・背景等をご理解いただきたくご連絡いたします。また，傘下の会員企業に対しまして，本趣旨の理解並びに遥切な自社基準を策定・遵守頂きますよう周知をお願い申し上げます。

以上

　このように，実務上は，ほとんどの製薬企業がIFPMA コードに従った運用をしているため，医療関係者等に医療に関係しない物品等を提供する例は少なくなっている。

5 寄附に関する規制

(1) 基本的な考え方

　製薬企業は「医療機関等に対し，医療用医薬品の取引を不当に誘引する手段として，景品類を提供（利益供与）してはならない」とされている（公正競争規約第3条）。一般的に「寄附」とは，取引に関係なく無償で金品を提供することを指し，協賛金，賛助金，援助金，その他名称のいかんを問わない。法律上，寄附金は法人税法第37条第7項において「寄附金，拠出金，見舞金その他いずれの名義をもってするかを問わず，金銭その他の資産又は経済的な利益の贈与又は無償の供与」と定義されている。

　すなわち，寄附の本来の定義によれば，寄附は一切の対価性を有さず，取引を不当に誘引することには結び付かないものである。しかし，現実において製薬業界が行う寄附には，製薬企業が取引への影響を考慮してきたという面があるため，公正競争規約第3条の運用基準「Ⅰ-2　寄附に関する基準」が設けられ，原則として寄附は「景品類」の一部とみなし，その可否が判断される。

　なお，次のような寄附は，医薬品の取引に付随しないものとして取り扱われている。

❶　広く社会一般から認められる寄附金。
❷　社会的に認められている製造販売業者の団体（日薬連，製薬協等）で取り決めた寄附金の拠出。
❸　災害に際しての寄附金（義援金，見舞金，医薬品の無償提供など）。
❹　海外援助，ボランティア活動などへの寄附。

図表2　「寄附に関する基準」の構成

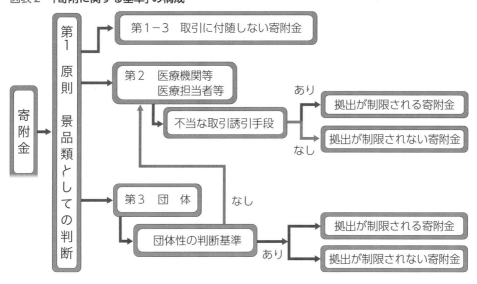

(2) 医療機関等に対する寄附金

　医療機関等への金銭提供であっても，医学・薬学等の研究，講演会等に対する援助であれば，業界内の正常な商慣習に照らして適当と認められる範囲内であり，取引を不当に誘引する手段には当たらず，原則として公正競争規約違反とはならない。

しかし，医療機関等が自ら支出すべき費用の肩代わりとなるものなどは，不当な利益供与として公正競争規約違反となる。

1) 拠出が制限される寄附金

拠出が制限される寄附金(不当な利益供与)には，次の5類型がある。

---

❶ 費用の肩代わりとなる寄附金

　　物品の購入，施設の増改築，経営資金の補填など，医療機関等が自ら支出すべき費用に充てられる寄附金は費用の肩代わりとして不当な利益供与に当たる。

❷ 通常の医療業務に対する寄附金

　　通常の医療業務に対する費用は医療機関等が自ら支出すべきものであり，それを寄附金として製薬企業が負担することは，不当な利益供与に当たる。

❸ 利益が約束されている場合

　　形式的には無償の寄附であっても，事実上，「寄附の見返りとして，医薬品の購入に関する有利な取扱い」など，寄附者である製薬企業の利益が約束されている場合は，不当な利益供与に当たる。なお，「寄附の見返りとして，有利な取扱い」には，明示的なものだけでなく「事実上」のものも含まれる。

❹ 割当てや強制に応じた寄附

　　医療機関等から寄附の割当てや寄附の強制を受け，製薬企業が医薬品の取引への影響を考慮して，それらの寄附の要請に応じた場合は，不当な利益供与に当たる。

❺ 社会通念を超えて過大となるような寄附金

　　他社に比べて拠出金額が異常に多い場合や寄附金募集総額の大部分を拠出する場合，募集した寄附金額の不足分全てを拠出する場合などは，その程度等を勘案し，業界内の正常な商慣習を超えた額の寄附金と判断されれば，不当な利益供与に当たる。

---

2) 拠出が制限されない寄附金

「研究活動への寄附金」，「講演会などへの寄附金」及び「その他の取引を不当に誘引する手段とは認められない寄附金」は，医薬品の取引に付随するものの，取引を不当に誘引する手段には当たらず，公正競争規約違反とはならない。

① 研究活動への寄附金

　研究機能を有する医療機関等が研究を行う目的は，医学・薬学の進歩のためであり，当該医療機関等の利益のためではない。したがって，製薬企業が拠出する研究に対する援助としての寄附金は，その過程に医療機関における臨床研究が含まれていたとしても，公正競争規約には違反しない。

　ただし，自社医薬品に関する臨床研究への金品の支援は，製薬企業が当該研究に対して何らかの利益を受けることを期待して実施するものと考えられることから，無償で提供する金品には当たらず，かつ，直接的な取引誘引(処方誘引)につながるおそれも否定できないため，このような寄附を行うことは公正競争規約違反となる。

　製薬協は，「製薬企業による臨床研究支援の在り方に関する基本的考え方」(2018(平成30)年5月28日更新：「臨床研究法施行に伴う『製薬企業による臨床研究支援の在り方に関する基本的考え方』の更新について」)において，次のように示している。

◆臨床研究への支援の在り方に関する基本的考え方

❶　自社医薬品に関する臨床研究に対する資金提供や物品供与等の支援は，契約により実施すること。

　　また，契約の中で，臨床研究に使用されなかった資金や物品は適切に企業に返還されるべき旨を明確にしておくこと。

　　臨床研究法で定める特定臨床研究については，同法に則り契約を締結すること。

　　なお，臨床研究に関わる労務提供については，データ解析業務等研究結果や研究の中立性に疑念を抱かせるような労務提供は行わないものとする。

❷　臨床研究における客観性と信頼性を確保するためには，研究者の独立性が極めて重要であることを認識し，利益相反関係に十分留意の上，支援を行うこと。

❸　支援の範囲・程度等については，公正競争規約も遵守すること。

◆奨学寄附金の提供の在り方

　　奨学寄附金は本来の趣旨に則り適切に提供することとし，自社医薬品に関する臨床研究に対する資金提供の支援方法としては用いないこと。

　　また，奨学寄附金提供に当たっては，社内の営業部門から独立した組織において利益相反を十分確認の上決定することとし，奨学寄附の経緯等の記録を作成し，適切に保管しておくこと。

　　なお，奨学寄附金により自社医薬品に関する臨床研究が行われていることを知った場合は，できる限り早期に契約に切り替えること。当該臨床研究が臨床研究法で定める特定臨床研究に該当する場合は，研究者に対し，同法に則した手続きを行うよう要請の上，同法を遵守した契約を締結すること。

　また，大学附属病院や，法令上研究機能を有する病院（国立研究開発法人国立がん研究センターなど），医療機関を開設する法人の研究部門（研究所）への寄附（いわゆる奨学寄附金）においては，次の要件を満たす必要がある。

❶　寄附金は各施設の会計規定などに基づいて，受け入れられる。

❷　その使途を具体的な学術研究目的に指定する（目的指定が変更される場合は，事前に報告を受ける）。

❸　その研究の結果の簡単な報告を入手する。

　なお，製薬企業が医療関係者等の医学・薬学等の研究を公募して助成する寄附金（いわゆる研究助成）については，次の要件を満たす必要がある。

❶　募集方法：公募すること（学会誌，ポスター，ホームページなど）。

❷　募集内容：応募期間，件数，金額基準などを明示すること。

❸　募集テーマ：医学・薬学的研究テーマであること（自社医薬品に特化したテーマでないこと）。

❹　募集対象：医療機関等の推薦又は承認を受けていること。

❺　審査方法：公正であること（例えば，選考委員は公認された学会からの推薦を受けた複数の専門家であること。自社が関与する研究会の世話人や自社の社員による選考は，公

正であるとはいえない)。

② 講演会などへの寄附金

　医療機関等が行う講演会は、医学・薬学の知識の普及や、公衆衛生の向上を目的としており、当該医療機関等の利益を目的としていないため、次に該当する講演会への寄附は、取引を不当に誘引する手段には当たらず、公正競争規約違反とはならない。

---

❶　当該医療機関等以外の医療関係者等に対する講演会等への寄附金

　案内状やポスター、医師会や学会の機関誌や新聞などを通じて、広く、講演会のテーマに関心のある医療関係者に知らせ、参加を呼び掛けた講演会が該当する。医療機関内の院内研修や院内勉強会など、組織やグループの構成員のみを対象とした講演会は対象にはならない。

❷　一般人を対象として行う講演会

　不特定多数の人の健康管理、健康増進、地域社会の公衆衛生の向上を目的とする講演会が該当する。このような講演会は、医療機関等の「通常業務の範囲」を超えており、寄附金を拠出しても、医薬品の取引を不当に誘引する手段にはならない。「通常業務の範囲」を超える講演会に当たるかどうかは、次の留意点に照らして判断される。

a.　内容が病気の予防、衛生知識の普及、公衆衛生の向上等を目的とした講演会等であること（遊び、サービスが中心である場合は不可）。

b.　医療機関等の報酬の対象に含まれていないこと、又は収益を得ることを目的としていないこと。

c.　地方自治体等の公報や新聞記事等により、広く一般住民に参加を呼びかけていること。

d.　ポスター・チラシ等は、医療機関等の受診勧誘、広告・宣伝を目的と誤解されるものでないこと。

---

③ その他の取引を不当に誘引する手段とは認められない寄附金

　次に例示するものは、背景や状況を総合的に勘案しなければならないため、取引を不当に誘引する手段か否かについては、そのつど判断することとなる。

---

❶　地方自治体が誘致する病院建設資金への寄附

　地方自治体が誘致し、建設資金を助成する病院は、地域住民の利益のためのものであり、その建設資金に寄附をすることは、医療機関等への利益を図るものではない。そのため、不当な利益供与に当たらないが、次の要件を満たす必要がある。

a.　地方自治体からの助成があること。

b.　募集する寄附金額の総事業費用に占める割合が少ないこと（10%以下が目安）。

c.　寄附金を広く一般にも募っていること。

❷　大学の周年事業として行われる附属病院の増改築への寄附

　大学の設立目的は教育・研究にあり、その基盤整備を図る目的で、大学が周年事業として、附属病院の増改築を行うことがあるが、寄附金がそれに使われたとしても、次のような一定の要件を満たせば、不当な利益供与に当たらない。

a.　附属病院の増改築が周年事業の一部であること。

　b．募集する寄附金額の総事業費用に占める割合が適正であること。

　c．寄附金を広く一般にも募っていること。

❸　医学部の周年事業，記念事業への寄附

　　医学部など大学の各学部は，それぞれが独立した運営を行っていることから，寄附金が医学部の周年事業，記念事業へ使われたとしても，医薬品の取引を不当に誘引する手段には当たらず，原則として不当な利益供与に当たらない。

❹　大学の医学部等への医療用医薬品の無償提供

　　無償提供された医薬品が学生の授業に使われるものである限り，不当な利益供与に当たらないが，誤解を招かないよう，公取協に事前に届出をすることが求められている。

❺　大学内奨学基金，教育・養成目的の寄附金

　　学生の教育や若手研究者の養成など，特定の目的で集める寄附金については，原則として不当な利益供与に当たらない。このような支援資金は，大学院生や研修医を含む若手研究者などが対象であり，結果的に個人に渡ることになるため，次の条件を満たし，公平性や透明性が担保されていること。

　a．支援目的が妥当である。

　b　応募の機会が対象者に平等に与えられている。

　c．選考が予め定められた基準に則って公平に行われる。

　d．結果が公表される。

(3) 団体に対する寄附金

　医療機関や医療関係者が参加する「団体」は，公正競争規約で定義する「医療機関等」には該当しないため，これらの団体への寄附は，原則として医療機関等への不当な利益供与には当たらず，公正競争規約違反とはならない。

　しかし，これらの団体は医療機関や医療関係者が会員であること，寄附の要請が医療関係者からなされることなどから，寄附行為と医薬品の取引に付随性が生じるおそれも否定できない。これらの団体への寄附金が，その本来の趣旨を外れ，個々の医療機関や医療関係者に対する不当な利益供与になる場合は，公正競争規約違反となる。

1) 団体性の判断

　団体には，医療機関や医療関係者とは別個の「団体性」が認められる組織と，それが認められない組織がある。団体性が認められない組織への利益供与は，医療機関や医療関係者への寄附として判断される。

　団体性を判断するための基準は，運用基準で次のように定められている（運用基準「Ⅰ-1　景品類提供の原則に関する基準」）。

団体性の判断基準

　組織が医療機関等及び医療関係者等とは別個の団体であると認められるためには，次の要件を満たさなければならない。

❶　異なる医療機関等に所属する多数の医療関係者等の組織，あるいは主として医療関係者等以外の者の組織に医療関係者等が関与している場合であって，単に親睦や娯楽を目

的とする組織ではなく他の明確な目的を有した組織であること。

❷　会則等の組織規定，総会等の意思決定機関を持ち，会長，代表幹事等の代表者の定めがあること。

❸　独立会計を行っていること（会費を徴収し，その他の収入，運営費用の支出等に関する財務・会計の規定を持ち，会員個人及び会員の所属する各医療機関等とは別個独立の経理を行い，収入は専ら組織の運営・維持のために用いられること）。

❹　明確な事業計画を有し，定例的に事業目的に則った活動が行われること。

❺　医療関係者等の所属する医療機関等の通常の医療業務や医療機関等の広告・宣伝，受診勧誘を目的とする組織でないこと。

❻　医療機関等が所属する医療関係者等のための研修と同様の内容を行う組織でないこと。

❼　参加医療関係者等の医学知識・医療技術・その他関連知識等の修得・向上の共同研修を主目的とする組織でないこと。

2) 学会開催に対する寄附

　団体性を備えた団体に寄附をする場合は，当該団体が適正に運営されていることを確認したうえで，募金趣意書などを事前に入手し，募金の目的がその団体の事業目的に合致しているかなどを確認することが必要である。

　団体の活動には「会員を対象とした会合」（学会の開催等）と，それ以外の活動（機関誌の発行や団体の研究，講演会活動）がある。学会等の「会員を対象とした会合」の開催に際して，製薬企業が寄附金を拠出し，参加する医療関係者の個人費用（自己負担すべき交通費，宿泊費，懇親会費，弁当代など）を賄うことは費用の肩代わりとなり，公正競争規約違反となる。

　なお，寄附金が個人費用に使われていないといえるには，会合開催における総収入から製薬企業の資金（寄附金，広告料，展示料，共催費等）を引いた額が，個人費用の総額を上回っている必要がある。

　学会等の「会員を対象とした会合」の開催に対する寄附が個人費用の肩代わりとならないためには，募金趣意書（内容例：団体等の名称，開催日時，開催場所，開催目的・内容・プログラム，募金する理由，参加人員，寄附金振込先，担当事務局），収支予算書，学会などの組織，役員名簿を事前に入手し，会合開催費用（個人費用を除く）の過半が自己資金で賄われていることを確認する必要がある。また，寄附金を拠出した場合は，学会終了後に決算報告書を入手し，拠出した寄附金が適正に使用されたことも確認する必要がある。

3) 団体性を備えた団体への寄附

　寄附の相手先が，団体性を備え，医療機関や医療関係者とは別個の団体であっても，次の場合は取引を誘引するための不当な利益供与に該当する。

❶　間接提供となる寄附
　　団体を経由して，医療機関や医療関係者に対して寄附を行う「間接提供」の場合。

❷　割当て・強制となる寄附
　　団体の構成員である医療関係者が，医薬品の取引を背景に，寄附を強制的に割り当て，製薬企業がそれに応じる場合。

4) 賛助会費

　医療機関等及び医療関係者等が主催する研究会等の団体に製薬企業が賛助会員として加入し，会費（いわゆる賛助会費）を支払う場合は，その会費の使途が当該研究会の基本的運営のための「通常会費」であるか，「通常会費以外の会費」であるかによって，その拠出の可否が判断される。

① 　通常会費

　構成員である正会員・賛助会員が，当該研究会の運営等のために経常的に要する費用の分担金として支出する会費（賛助会費を含む）は，企業活動を行ううえにおいて必要な経費であり，税法上損金扱いとなる。したがって，次の要件を満たす当該会費の支払いは不当な利益供与には当たらず，公正競争規約違反とはならない。

　❶ 　研究会等の団体が，「団体性の基準」を満たしていること。
　❷ 　正会員等と同等程度賛助会員としての利益が会則で認められていること（例えば，会の活動に参加できる，会報等の資料が配付される　等）。
　❸ 　会費の具体的規定があること（正会員と賛助会員の会費に不当な違いがないか。賛助会費の意味合いには援助するという性格が含まれているため，正会員と同額の会費である必要はない）。

② 　通常会費以外の会費

　通常会費以外の会費は，名目のいかんにかかわらず，不当な利益供与とされる場合があるため，提供の可否については「会費」と称されるものの実質が何に該当するのかによって判断する。

6 その他の規制

(1) 広告の提供

1) 基本的な考え方

　広告料は，広告宣伝という役務の対価として支払う金銭であり，それ自体は景品類に該当しない。したがって，広告料として相応の対価を支払うことは，公正競争規約違反とはならない。ただし，広告料に名を借りて金銭を提供することは不当な利益供与に当たり，公正競争規約違反となる（運用基準「Ⅰ-1　景品類提供の原則に関する基準」）。

　通常，一般的な広告募集は出版社や，広告代理店等が広告主から広告を集めるものであり，その限りにおいては医薬品の取引とは関連がないので問題は発生しない。しかし，医療機関等が作成する媒体への広告は，医療機関等が広告と称して金銭を集める（医療機関等に入金が発生する）ため，公正競争規約に基づく判断が必要となる。広告掲載の対価として相応の額を超える広告料は，不当な利益供与に当たる（運用基準「Ⅰ-1　景品類提供の原則に関する基準」）。

　医療機関等が作成する媒体において広告を集める場合，その広告料が媒体の作成費用を超えることはあり得ないといえる。仮に媒体の作成費用を大幅に超える広告料が設定されており，余剰金が出ることが明らかな時は，医療機関側に税務上の問題が発生するおそれがある。また，それと同時に広告主である製薬企業側も，広告料に名を借りた不当な利益供与を行ったとみなされるので注意が必要である。

　広告募集への対応にあたっては，広告募集案内などで内容を確認し，それが実質的に広告であるかどうかを判断する必要がある。また，広告募集案内には，媒体名，媒体趣旨・内容，発行部数，配布対象（広告対象），広告スペースごとの料金・募集数，作成諸費用，申込先などが明記

されていなければならない。なお，広告募集に応じる際は，次の事項を満たす必要がある（運用基準「Ⅰ-1　景品類提供の原則に関する基準」解説）。

---

❶　広告料の額の判断は，税務上広告宣伝費として処理できる範囲を目安とすること。

❷　医薬品等適正広告基準に適合していること。

❸　一方的な割り当て，強制には応じないこと。

❹　広告料に名を借りた金銭提供は行わないこと。

❺　広告料の総額は媒体作成費用の範囲内であること。
- 印刷媒体での広告料は媒体作成費用を目安とする
- 印刷媒体以外は，その広告料が社会通念を大幅に超えるものでない相応の対価とする
- 学会参加者の個人費用に充てることはできない

❻　広告料を支払った事実を証明する資料（広告募集案内，広告掲載誌等）を保管すること。

---

2) 広告媒体ごとの規制

① 　医療機関等の機関誌，研究誌など

　原則として，医療機関等が作成する機関誌，研究誌などであっても，製薬企業がその媒体に広告を掲載し，広告料として対価を支払うことは不当な利益供与ではなく，公正競争規約違反とはならない（運用基準「Ⅰ-1　景品類提供の原則に関する基準」）。

　しかし，広告掲載する媒体が，「院内機関誌」，「院内医薬品集」，「職員名簿」など，医療機関等が独自に作成するものであり，その利用者も当該医療機関等に所属する者に限られる場合，当該媒体は広告掲載にふさわしいものとは認められず，また，広告料として対価を支払うことは不当な利益供与に当たり，公正競争規約違反となる（運用基準「Ⅰ-1　景品類提供の原則に関する基準」）。

② 　教育用印刷物，スライドなど

　医療機関等が，病気の治療や予防の教育用として作成し，患者や健康診断受検者などの多数の人々に配布，展示するための印刷物やスライドなどの広報用資材に製薬企業が広告を掲載し，広告料として相応の対価を支払うことは不当な利益供与には当たらず，公正競争規約違反とはならない（運用基準「Ⅰ-1　景品類提供の原則に関する基準」）。

③ 　医療機関内設備への広告

　本来，医療機関等が負担すべき設備，物品（病院案内，待合室の椅子，テレビ等）の経費に関し，製薬企業に肩代わりさせる目的で，形式的とはいえ当該製薬企業名を設備や物品に掲載する場合，それが広告料などの名目であっても不当な利益供与に該当し，公正競争規約違反となる（運用基準「Ⅰ-1　景品類提供の原則に関する基準」）。

(2) 便益，労務その他の役務の提供

1) 基本的な考え方

　製薬企業は，「医療機関等に対し，医療用医薬品の取引を不当に誘引する手段として，景品類を提供（利益供与）してはならない」（公正競争規約第3条）とされており，「利益供与」には「便益，労務その他の役務」の提供が含まれる（公正競争規約第2条第5項第4号）。

　「便益，労務その他の役務」には，引越し手伝い，製薬企業が所有する宿泊施設等の無償利用等が該当する。これらの内容が過大である場合，またはその行為が組織的，継続的である場合な

どは不当な利益供与とされ，公正競争規約違反となるが，その判断については，通常の手段における委託（当該便益，労務等を業とする業者への委託）によって支払われる価格（正当な価格）が基準となる（運用基準「I-1　景品類提供の原則に関する基準」）。

　また，医療機関等が本来の業務（労務）として雇用，あるいは委託によって行うべきものを製薬企業が提供する場合，当該業務（労務）は費用の肩代わりとなり，不当な利益供与として公正競争規約違反となる（運用基準「I-1　景品類提供の原則に関する基準」解説）。

2) 学会会合に際しての労務提供

　学会会合に際しての労務提供について，製薬企業は「取引を不当に誘引する手段として…」との誤解を受ける場合がある。当然ながら，労務提供の内容が過大であれば，不当な利益供与として公正競争規約違反となる。学会会合における労務提供にあたっては，次の基準に従う必要がある（運用基準「I-2　寄附に関する基準」）。

◆原則

❶　提供の量及び内容が過大にならないよう留意する。

❷　要請に応じるときは，不当な取引誘引とみなされることのないよう，複数社で対応する。

❸　労務提供に代わる金銭提供は行わない。

❹　提供の要請が強制的とみられる場合は，公取協各支部において対処する。

❺　提供に関する手続を遵守する。

◆「過大にわたらない範囲」の基準

❶　提供の人数　地域の実状も勘案して，1社，1日当たり1～2名を目安とする。

❷　提供の場所　当該公取協支部の区域内を原則とする。

❸　労務の内容　学会会場における「手伝い」程度の簡易な作業とする。「簡易な作業」に当たらない作業とは，OA機器類の操作，金銭を扱う業務（会費徴収等）などをいう。

◆手続

❶　事前届出

　　労務提供の要請に応じる会員会社は，複数社に要請されていることを確認し，労務提供依頼状を添付して，事前に公取協支部に届け出る。

❷　特別の事情がある場合

　　❶の基準に拠りがたい特別の事情がある場合は，当該会員会社の申出により，公取協支部の相談グループでその提供の可否を判断する。

---

3) その他の労務提供

　製薬企業が自社の会議室等を医療機関，研究会組織等に貸与する場合，当該製薬企業に新たな金銭的支払いが生じないのであれば「便益，労務その他の役務」には該当しない。ただし，継続的に貸与する場合や過大な労務提供を伴う場合には，不当な利益供与に該当し，公正競争規約違反となる。また，情報端末機器を人数分揃えて貸与すること，あるいは製薬企業の社員が同席してOA機器等の操作を行うことも不当な利益供与となり，公正競争規約違反となる（運用基準「I-1　景品類提供の原則に関する基準」解説）。

　なお，レセプト（診療報酬明細書）の搬送は，本来，医療関係者等の業務（労務）であるが，取引の継続及び取引量の増大等を目的として，当該業務（労務）をMRが代行することは不当な利益供与に当たり，公正競争規約違反となる（運用基準「I-1　景品類提供の原則に関する基準」）。

(3) 行事への参加

1) 基本的な考え方

公正競争規約第3条において，製薬企業は「医療機関等に対し，医療用医薬品の取引を不当に誘引する手段として，景品類を提供（利益供与）してはならない」と規定されている。

ただし，「慣例として行われる親睦の会合，あるいは自己又は医療関係者等の記念行事に際して提供する社会通念上華美，過大にわたらない贈答，接待」については，不当な利益供与には当たらず，公正競争規約違反とはならない（公正競争規約施行規則第5条第2号及び第3号）。

2) 自社の主催する行事

慣例として行われる自社の主催する親睦の会合（忘年会，新年会，賀詞交換会など）や，自己の記念行事（創立〇〇周年記念，支店・営業所開設披露，社長交代等に伴う行事）に際し，医療関係者等を招待して提供する景品類（贈答品や懇親会等）は，社会通念上華美，過大にわたらない範囲であれば不当な利益供与には当たらず，公正競争規約違反とはならない（運用基準「IV-3 記念行事に関する基準」）。

なお，自社医薬品発売〇〇周年記念等のように，製品に直接関係する記念行事に伴って提供する記念品の価額は，5千円を超えない額を目安とする（運用基準「IV-3 記念行事に関する基準」）。

3) 医療機関等の主催する行事

① 金品の提供

医療機関等の主催する親睦の会合とは，医療機関等や院内組織（診療科，いわゆる医局など）が全体で行うものをいう（運用基準「IV-2 親睦会合に関する基準」解説）。これらの会合は，医療関係者等の組織内部での親睦を目的として実施されるものであり，公正競争規約施行規則第5条第2号に規定する「親睦の会合」には該当せず，名目のいかんを問わず金品を提供することはできない。また，医療関係者等の個人的な集まりや，同好会などの私的グループが行う会合についても，同様に公正競争規約施行規則第5条第2号に規定する「親睦の会合」には該当しないので，金品を提供することはできない（運用基準「IV-2 親睦会合に関する基準」解説）。

一方で，医療機関等の記念行事とは，社会一般に慣例として行われる落成記念，開設〇〇周年記念，施設の功績表彰（地域医療の貢献等）など，医療機関等の施設全体での行事であり，他の業界や社会一般的にも広く認知されているものをいう（運用基準「IV-3 記念行事に関する基準」）。このような医療機関等の記念行事に対しては，社会通念上華美，過大にわたらない範囲であれば金品を提供することができる。ただし，社会的批判や誤解を受けないよう，趣意書，案内状，招待状等，行事の内容が確認できる文書を入手する必要がある（運用基準「IV-3 記念行事に関する基準」）。

② 参加費の支払い

MRが医療機関等の主催する親睦の会合，または記念行事に参加する際に支払う参加費は，実費相当額であれば公正競争規約違反とはならない（運用基準「IV-2 親睦会合に関する基準」解説）。ただし，参加費に名を借りた不当な利益供与と誤解されないためにも，参加費の支払いに当たっては案内状等を入手するなど，当該会合や行事の内容，参加費の額を確認し，領収書を入手すること。なお，事前に参加費を支払いながら故意に欠席するというような，実質的に参加予定のない行事に参加費を支払ってはならない。なお，医療機関等に対しては，参加に関するルールを事前に確認し，それに則って行動する必要がある（運用基準「IV-2 親睦会合に関する基準」解説）。

第3章 医療関係者等への利益供与・贈収賄規制における国際的潮流

1 はじめに

　製薬企業は「研究者，医療関係者，医療機関等及び患者団体や医薬品卸売業者の医療界全体におけるステークホルダーの意思決定に不適切な影響を与えるような物品や金銭類は直接・間接を問わず提供」してはならない。また，これに該当しない場合であっても「医薬品の品位を汚すような物品や，社会の理解，納得を得られ難いような物品，金銭類を提供」してはならない（製薬協コード「9. 物品・金銭類の提供」）。なぜなら，医療関係者等との「交流にはインテグリティが必要不可欠であり，倫理的で患者の立場に立った意思決定が行われていることへの信頼が常に求められている」からである（製薬協コード「3.1　交流の基本」）。

　製薬協コードが示す原則は日本特有のものではなく，世界共通のものである。すなわち，IFPMAコードのエトス（Ethos：精神）は，インテグリティ（Integrity：高潔さ）として「倫理感，責任感，プロフェッショナリズムを持って行動する。意思決定に不当に影響を与えることや，不当な優位性を得るためのいかなる利益の申し込み，約束，提供を行わず，受け取ることをしない」とし，処方誘引を目的とした医療関係者等への利益供与（Transfer of Value）を制限している。そして，海外の多くの国では，このIFPMAコードの概念を中核にして利益供与の規制を構築している。

　しかし，日本においては歴史的経緯もあり，医療関係者等への利益供与規制については，かなり特異な構造となっている。

コラム

グローバルの視点が要求される場面の仮想事例

　XはA社の米国本社で稀少疾患領域製品のグローバル・マーケティング責任者をしており，競合品が発売される前に圧倒的な優位をマーケットで築きたいと考えている。日本は重点国の一つであり，1年後に見込まれる当該製品の承認およびその後の上市に向けて準備をしているところである（現在承認申請中）。

　ある日，某国の国立大学教授で，当該分野の世界的な権威（Key Opinion Leader（KOL））が，関連する稀少疾患における学会イベントに参加するため，6ヵ月後に日本を訪れるという情報を得た。Xは当該KOLを自陣営に組み込むことが戦略上不可欠であると考え，当該学会イベントへ「コンプライアンスに反しない範囲で最大限のスポンサーシップ」を行ったうえで，当該KOLの受け入れにおいては「コンプライアンスに反しない範囲で最大限のホスピタリティを提供してほしい」とのリクエストをA社日本法人のマーケティング担当者Yに要請した。では，このようなリクエストを受けたYは，何を気にするべきであろうか。

　Yとしては，まず，学会イベントの形式を確認する必要がある。海外においては，医療関係者等が関与する広義の会合を「イベント」と考え，当該会合を主に資金面でサポートする

行為を広く「スポンサーシップ」と呼ぶことが多い。この場合における「スポンサーシップ」とは、会場費や資料代、飲食費、講師報酬、参加者の旅費、参加者の登録費やレセプションの開催費用等を含めた広範な資金的支援を含む概念である。一方で「スポンサーシップ」自体は「イベント」の目的（プロモーション目的の有無等）や形式（レクチャー形式の有無等）とは必ずしも紐づいていない。

これに対して、日本における公正競争規約では、まず、当該会合が「自社医薬品の講演会等」に該当するか否かによって提供できるものが大きく異なってくる。本件の場合、当該製品は日本において承認前であり、承認前広告の禁止（薬機法第68条）等との関係から「自社医薬品等の講演会」を主催または共催する場合には、資材の事前レビュー等を含めて極めて慎重な検討が必要である（なお、日本の公正競争規約においては、IFPMAコード等に見られる継続的医学教育（Continuous Medical Education（CME））に相当する規定はないため、ノン・プロモーションのCMEへの支援という建付けをとることはできない）。

そうなると、承認前広告に該当するという疑義を避けるため、疾患啓発等を目的とした「自社医薬品に関連しない講演会」の主催または共催という建付けも考えられるかもしれない。しかし、自社医薬品に関連しない講演会等において製薬企業が負担可能なのは会合費用のみであり、イベント当日の飲食の提供や懇親行事の開催、参加者の旅費の提供はできない（本書第2章1（2）参照。なお、参加者の登録費を負担することは、講演会の内容が自社医薬品関連か否かを問わず公正競争規約においては認められていないことに注意）。また、「講演会」の建付けをとる以上、いわゆるディスカッション形式ではなくレクチャー形式の会合にする必要もあるほか、「共催」とする場合、プログラムは事前に当該学会と共同で立案される必要がある。

講演会の主催または共催という形式をとることが困難な場合は「講演会等への寄附金」といった建付けをとることも可能だが（本書第2章5（3）参照）、その場合はあくまで「寄附」である以上は「イベント」の内容自体には関与できないほか、提供できる寄附の範囲・金額も制限される。

加えて、本件の場合、A社の米国本社が当該「スポンサーシップ」に関与しているほか、KOLが英国国立大学所属の英国人であるため、支払いが適正市場対価（Fair Market Value（FMV））に従っていないと判断された場合、米国海外腐敗行為防止法（後述）や英国贈収賄防止法（後述）が適用される可能性も考慮して十分に注意して判断しなければならない。

Yとしては当該イベントないしKOLへの支援は、Xが考えるほど容易ではないと不安になり始めている。しかし、前提となる問題点やその規制上の根拠をXに説明することができないため、Yは社内のコンプライアンス部門に相談することにした。

2 グローバルな視点から見た日本の利益供与・贈収賄規制

(1) 公正競争規約による規制

日本における利益供与規制の基本的な特徴は、その制限の主な法源（根拠規定）が、公正競争規約に求められることである。公正競争規約は、景品表示法第31条の規定により、委任を受けた基準として消費者保護当局（消費者庁）及び競争当局（公正取引委員会）の認定を受けている一

方，医薬・保健当局（厚生労働省）や製薬協による運用からは独立している。このような規制構造を有している国は例外であると言ってよい（ただし，一般用医薬品については，ある程度消費者保護当局が関与する例は多い）。

　海外では，医薬・保健当局が運用する薬事基本法（日本における薬機法）において，大まかに医療関係者等への利益供与を制限する規定を置きつつ，詳細の規定（場合によっては，その解釈や執行）については，各国の製薬団体に一定程度依存している例が多い（後述するが，米国における規制は日本とは異なった意味で特異であり，必ずしもこれに当てはまらない）。

　この違いは，グローバル企業においてマーケティング企画等のコミュニケーションを行う際に十分留意すべき点である。すなわち，海外においては，薬事基本法やIFPMAコードを根拠とした概念と用語（典型的なものにEvent（イベント）やSponsorship（企業による後援）がある）が用いられるのが常であり，その解釈における究極的な指針は，医薬品産業に対する社会からの「信頼」（Trust）が害されるか否かにあると言って良い。

　その一方，日本の公正競争規約の場合，当然ながら医薬品産業の社会からの信頼維持も重要とはなるが，究極的には競争法の一部として建付けられている以上，「自由競争の確保」という視点も無視できず，「物品提供の一律禁止」といった制限を置くことには躊躇せざるを得ないことになる。

　さらに，公正競争規約の概念や用語は，薬機法や製薬協コードとは独立して発達しているため，国際的調和は必ずしもとれていない。例えば，CMEの支援に関する規定については，IFPMAコードをはじめとして海外では一般的であるが，公正競争規約においては直接対応する規定が存在しない。また，逆に「自社医薬品の講演会の開催」という，日本ではありふれた事象一つをとってみても，その開催要件は，IFPMAコードの「Events and Meetings（イベントおよび会議）」や「Sponsorship（企業による後援）」とは完全に一致しない。

　このような背景をあらかじめ理解しておくだけでも，何が円滑なコミュニケーションを妨げているのかを把握する一助となる。

(2) 公取協による運用と執行

　公正競争規約の特異性に関連する事項であるが，公正競争規約を運用・執行する公取協も日本独特の組織である。日本においては過去の歴史的経緯もあり，公取協は厚生労働省や製薬協からは独立しており，その紛争予防及び解決のメカニズムも国際的に特異である。

　というのも，医薬品の製造販売を行っている企業（製薬企業）は，事実上公取協への加入が強制される一方で，公取協は本部・支部体制をとっており，各社が本部及び各地の支部担当者を設置する必要がある。公取協では，製薬企業各社の公取協担当者を通じて，公正競争規約の改正を含む事務連絡が迅速に行われるほか，研修資料の提供や，公正競争規約上の解釈等に疑問がある場合における事前相談といった広範な「サービス」が提供されている。これにより，水面下における紛争予防ないし解決が図られており，結果としてコンプライアンスに関するコストが削減されているとも理解できる（「公取協モデル」）。

　他方，このことは外部に対して透明性がないため，運用が「恣意的である」と捉えられるリスクは否定できない。また，各製薬企業から人員を出し合うことは，いわゆるヘッドカウント[*1]管

[*1] 採用可能数のこと。各部門・部署にどれくらいの人員が配置されているのかを把握するために用いられる。ほとんどの場合，外資系企業はヘッドカウントに基づいて採用活動を行っている。

理の点から，製薬企業に大きな負担をかける。このような日本の利益供与・贈収賄規制の運用は「コンプライアンス・プログラム」を中核とする海外にとっては，理解が困難であると考えられる。

(3) 国際標準としてのコンプライアンス・プログラムの考え方

公取協を通じて水面下で自主的・内部的に紛争予防及び解決を行う日本のメカニズムに対して，海外で主流なのは「コンプライアンス・プログラム」を通じた制度的な抑止と改善を繰り返すメカニズムであると言って良い。

コンプライアンス・プログラムとは，コンプライアンス推進を目的としてPDCAサイクル[*2]を回す体制や仕組みのことである。代表的なものに1991 (平成3) 年に示されたアメリカの連邦量刑ガイドラインがあり，次の手続きを履行しているかどうかが量刑に影響を与えるとされている。

---

❶ 法令遵守の基準と手続きを規定している。
❷ 階層の上位にあるものが法令遵守を監督している。
❸ 自由裁量権を認める際に適切な注意を行う。
❹ 教育研修などで周知徹底を図る。
❺ モニタリングや監査を行い，報復の危険のない報告システムを構築する。
❻ 賞罰にあたって適切に一貫して行う。
❼ 違法行為は合理的な措置で対応し，再発を防止する。

このようにコンプライアンス・プログラムは，公取協モデルとはかなり異なっている。すなわち，公取協モデルにおいては，製薬企業各社の公取協担当者を通じてコンプライアンスに関する情報を社内に行きわたらせ，疑義事案については公取協と連携することにより紛争を予防している。その意味で，公取協モデルはどちらかというと属人性の高い紛争予防モデルであるともいえる（事実，公取協担当者は長年にわたり同一人物が務めることも実務上は多いと思われる）。

それに対して，欧米（特に米国）におけるコンプライアンス・プログラムの考え方においては，PDCAサイクルの繰り返しによる制度的な抑止と改善が重視されており，その履行の有無が法的責任の軽重に影響する。コンプライアンス・プログラムの履行方法は原則として各企業に委ねられており，基本的に業界団体が未然に水面下（非公開）で紛争解決をすることはない。

被疑事案（紛争）が発生した場合，適正手続 (Due Process) と透明性の確保 (Transparency) が重視されるため，苦情 (Complaint) については正式なプロセスで受け入れられるとともに，反論の機会が与えられ，被疑事案に対しての正式な見解とそれに基づく処分が公開される。制裁を受けた企業は，社内基準の見直しやモニタリングの強化，教育研修の再徹底等を行い，社内体制プロセスを改善する（この一連のPDCAサイクル過程を繰り返すこととなる）。このように，欧米におけるコンプライアンス・プログラムは，属人性よりも組織性の高い紛争予防モデルであるといえる。

(4) 制裁の増大化と透明性重視の動き

コンプライアンス・プログラムの履行にも関わることであるが，海外ではPDCAサイクルの履行に対し，強いインセンティブを与えるとの観点から，結果として制裁は強くなりやすい。ま

[*2] Plan（計画），Do（実行），Check（評価），Action（改善）を繰り返すことによって，生産管理や品質管理などの管理業務を継続的に改善していく手法。

た，多くの場合，その制裁に至るまでの審議経過も含めて公開される（これは米国で顕著であるが，欧州各国の製薬協においても，苦情の申立てやそれに対する見解，処分は公開されることが多い）。この点は，可能な限り内部における自主的な解決を目指し，強力や処分を課すことや，その審議・意思決定の過程を公表することを避ける日本の運用とは異なっている。

(5) 米国規制のグローバルにおける影響

コンプライアンス・プログラムの考え方も含め，米国における規制の考え方及びその運用は，日本を含めて国際的に大きな影響を与えている。利益供与規制に関しては，公的資金によって補助された保険プログラムの償還金の詐取を防止するという経済的側面が重視されることになり，社会からの信頼維持というIFPMAのエトスに基づく制限根拠と必ずしも一致しない。

また，基本的な発想として，米国は合衆国憲法を究極的な淵源として，「自由」を重視する社会規範・社会構造であることから，利益供与規制も含め「ルールの中では原則として自由にやって良い。ただし，ルールから外れた場合には強い制裁を課す」という紛争予防モデルに傾くことになる。当該モデルにおいては，自主団体による過度な「自主規制」や内部的な苦情処理は避けられる一方で，「違反」に対しては主に当局による強力な制裁が課されることになる。

すなわち，米国の規制は国際的にみると「標準」とは言い難い部分が多くある。しかし，その一方で米国における当局の運用は，米国市場の重要さや，違反と認定された際の制裁の強さなどから，国際的にも極めて大きな影響力を有している。そのため，米国以外の規制を議論するに当たっても，米国の規制の概要を理解しておくことは実務上有益である。

(6) 民間贈賄を含めた処罰拡大の動き

米国に端を発していると考えられるが，近年の国際的な動向として，贈賄の概念が拡張しつつある。

「贈賄」とは，一般的（伝統的）には公務員への賄賂の提供であり，非公務員への利益供与は刑法上の犯罪とはみなされていなかった。日本においても，非公務員である医療関係者等への利益供与は公正競争規約によって規制されるが，刑法等の法律では直接的な制限を受けることはない。

しかし，米国の反キックバック法においては「賄賂」という建付けは採っていないものの，民間医療関係者等への利益供与も含めて刑事罰の対象となっている。また，英国，フランス，ドイツ，中国など，多くの国において贈賄の客体が公務員に限定されなくなってきており（「民間贈賄」とも言われる），刑法等による法的罰則の適用可能性が認められる。なお，米国FCPAや英国UKBAなどでは「外国公務員への贈賄」という概念も広まっており，多くの国の法律（日本においては「不正競争防止法」）が，自国民ではない海外の公務員の贈賄についても適用されることとなる。

結果として，医療関係者等への利益供与規制が，公務員や非公務員，あるいは国内，海外を問わず一元化に向かっているとも考えられる。例えばUKBAの場合，一定のコンプライアンス・プログラムを履行した際の免責が非公務員への贈賄や外国公務員への贈賄にも適用される可能性がある点をふまえると，英国法務省によるUKBAガイダンスを遵守することは，利益供与に関するグローバルなコンプライアンスリスクを低減することにつながるともいえる。

3 欧州における利益供与・贈収賄に関する規制

(1) 欧州における利益供与規制

　日本の医療関係者等への利益供与規制は，景品表示法に根拠を有する公正競争規約（消費者庁長官及び公正取引委員会の共同認定）を中心に規定されており，薬機法や製薬協コードによる直接の制限は課されていない。

　他方，欧州においては，医療関係者等への利益供与に関し，景品表示法のような競争法ではなく，各国の薬事基本法や，これに対するガイダンス等によって一定の制限を設けている国が多い。そのうえで，利益供与規制の詳細（例えば，飲食金額の上限）や，苦情の受付，処分の決定等，多くを各国の製薬関連団体（各国製薬協）[3]に委ねている場合がほとんどである。

　つまり，欧州においては各国薬事基本法と各国製薬協の規制を理解することが重要となるが，これらの規制のルーツはIFPMAコードにあるため，IFPMAコードの考え方を理解することにより，統一的な把握が容易となる（アジアを含めた他地域にも同様ないし類似の規制構造が存在するが，詳細は割愛する）。

1) 法律による規制（英国）

　英国における薬事に関する基本法は「ヒトに投与する医薬品に関する規則」(Human Medicines Regulations（英国薬事法）) である。英国薬事法は，英国保健省の機関である医薬品・医療製品規制庁 (Medicines and Healthcare Products Regulatory Agency（英国医薬品庁）) によって運用されている。

　英国薬事法では，広告は第14章 (Part 14) において，医療関係者等への利益供与規制として定められている。例えば第300条は，医療関係者等への物品や接遇の提供につき，次のように規定している。

第300条

(1) 何人も，処方または供給の資格のある者への医薬品の販売に関連して，以下のものを除き，贈呈品，金銭的利益または便益の供給，提供，または約束をしてはならない。

　(a) 安価であり，かつ；

　(b) 医学または薬学における実践に関連している

(2) 何人も，以下の場合を除き，医薬品のプロモーションを目的として開催された会議またはイベントにおいて接遇を提供することはできない。

　(a) 接遇が会議またはイベントの主目的と厳密に付随しており，かつ；

　(b) それが提供される者が，医療関係者に限定されること

(3) この規則のいかなるものも，以下の場合において，純粋に専門的または科学的な目的で開催された会議において接遇を提供することを妨げるものではない。

　(a) 接遇がイベントの主な科学的目的と厳密に付随しており，かつ；

　(b) それが提供される者が，医療関係者に限定されること

---

[3] いずれも IFPMA 及び EFPIA (The European Federation of Pharmaceutical Industries and Associations：欧州製薬団体連合会) の加盟団体である。

　例) 英国：英国製薬工業協会 (Association of the British Pharmaceutical Industry (ABPI))

　　　フランス：フランス製薬工業協会 (Les Entreprises du Médicament (LEEM))

　　　ドイツ：ドイツ製薬工業協会 (Freiwillige Selbstkontrolle für die Arzneimittelindustrie e. V. (FSA))

(4) 医薬品の処方または供給の資格を有する者は，この規則で禁止されている贈呈品，金銭的利益，便益または接遇を求めたり，受け取ったりすることはできない。

(5) この規則において「接遇」には以下が含まれる。

　(a) 会議またはイベントへの参加者の出席の後援

　(b) 交通費または宿泊費の支払い

(6) この規則は，1993年1月1日時点に存在していた価格，マージン，または割引に関する措置または取引慣行に関しては適用されない。

　また，英国医薬品庁は2014（平成26）年9月に医薬品広告についての一般的なガイダンス文書としてブルーガイド（Blue Guide）を発出し，英国薬事法の注釈を行っている。例えば，第300条に関しては次のとおりである。

6.14　贈呈品，誘引その他の便益

（前略）

　英国薬事法第300条第1項は2段階で機能する。まず，本項は広範な活動に適用される。広告，価格プロモーション，ロイヤルティ・スキーム，ボーナス・スキーム，リンクされた共有オファー，広報や販売に関する申出など，医療関係者等／医療機関等へのあらゆる医薬品プロモーションを包含する。

　次に，その広範な適用範囲内から，公衆衛生に悪影響を与える可能性があるため禁止されている種類のプロモーションを特定する。当該種類のプロモーションは，医療関係者等に対する金銭的利益または便益の供給，提供，または約束である（ただし，安価な医学・薬学関連の例外を除く）。

　これは，医療関係者による医薬品の購入，供給，または販売を促進するプロモーション活動が，「安価かつ医学・薬学の実践に関連する」という要件を満たさない付帯的な便益を申し入れる場合には英国薬事法第300条第1項によって規制されることを意味する（ただし，同条第6項によって適用除外となる場合を除く）。

（中略）

　医療関係者等に医薬品のプロモーションを行うあらゆる者は，英国薬事法第300条第1項の対象となる。これは，法人と非法人・個人の両方を含み，また卸売業者を含む医薬品の製造業者や販売業者を含む。

（中略）

　英国薬事法第300条第1項の違反は犯罪である。また，医薬品を処方または供給する資格を有するあらゆる者にとっても，英国薬事法の下で禁止されている贈呈品，金銭的利益，現物給付，接遇または後援を要求し，または受領することも犯罪である。したがって，医療関係者はサービスの対価として報酬が支払われる場合は，プロモーションの要素がないことを保障するために特に注意が必要である。アドバイザリー会議や市場調査等は，正当なビジネス上の疑問に回答するための明確な設計にすべきであり，また参加者の数は当該目的に照らして必要最小限に抑える必要がある。市場調査は，自社製品の有利な特性を強調したり，その使用を奨励したりするものであってはならない。

6.15 「安価」及び「医学または薬学の実践に関連している」の解釈

英国薬事法第300条第1項の禁止の範囲外になるためには，提供される品目または便益は，安価であり，かつ，医学または薬学の実践に関連するものでなければならない。つまり，両方の条件を満たす必要がある。安価な物品とは，6ポンド（付加価値税を除く）ないし同様の価値を受領者に提供するものではないと考えられている。「関連性」の基準は，業務用途が明確な物品である場合にのみ充足され，ペン，メモ帳，電卓，PC付属品，日記，カレンダー，手術用手袋，ティッシュ，マグカップなどが含まれる場合がある。
（中略）

6.16 接遇

英国薬事法第300条第1項の制限は，同条第2項及び第3項に基づいて定められた条件（接遇は会議の主目的に厳密に付随するものであり，医療関係者等に限定される）の下で純粋に専門的または科学的な目的のイベントで医療関係者等への接遇を申し出ることを妨げるものではない。

英国薬事法第300条第3項では，会議またはイベントの主目的に厳密に付随している場合，医薬品のプロモーションのために開催される会議またはイベントにおいて医療関係者に接遇を提供することもできる。この場合においても接遇は程度において妥当でなければならない。

2）自主基準による規制

EFPIAは欧州でビジネスを展開する製薬産業を代表する団体であり，ABPIと同様，IFPMAに加盟している。

IFPMAの会員になるためには，各団体で定めたコードを採用することが求められる（IFPMAコード前文）。そのため，EFPIA及びABPIにおいても，それぞれEFPIAコード・オブ・プラクティス（EFPIAコード）及びABPIコード・オブ・プラクティス（ABPIコード）が策定・採択されている。

IFPMAコードでは医療関係者との交流について，次のように規定している。

7 医療関係者との交流

7.1 イベントおよび会議

7.1.1 科学的および教育的目的：

企業が開催または後援し，医療関係者が出席する全てのシンポジウム，学術会合およびその他のプロモーション的，科学的または専門的な会合（「イベント」という）の目的は，科学的・教育的情報を提供する，もしくは医療関係者に製品情報を提供するものでなければならない。
（中略）

7.1.4 適切な開催場所：

全てのイベントは，その科学的または教育的目標，あるいは当該イベントまたは会議の目的に適う適切な場所で開催されなければならない。企業は，有名な，または過度に費用のかかる開催場所の使用を避けなければならない。したがって，当該コード7条の追加的規定がここでも適用される。

7.1.5　制限：

　イベントの主目的に付随する軽食または食事は，次の場合にのみ提供できる。

　→　イベントの参加者に限定。

　→　当該国の基準から判断して，節度があり妥当である場合。

7.1.6　娯楽：

　加盟企業は，娯楽，その他のレジャー活動または社交活動を提供したり，またはその費用を支払ってはならない。

7.1.7　加盟協会からのガイダンス：

　加盟協会は，IFPMA コード 7.1.4 条で使用されている「有名な」および「過度に費用のかかる」という用語の意味，また IFPMA コード 7.1.5 条で使用されている「節度がある」および「妥当」という用語の意味に関する文書によるガイダンスを定めることが推奨される。原則として，提供される接遇は，参加者が通常自己負担で支払う程度の金額を超えてはならない。

　特に IFPMA コード 7.1.7 条では，「有名な」，「過度に費用のかかる」，「節度がある」，「妥当」の意味に関するガイダンスを定めることを求めている。

　また，EFPIA コードではイベントと接遇について，次のように規定している。

第10条　イベントと接遇

10.01　すべてのイベントは，会合の主目的に見合った「適切な」場所及び会場で開催する必要があり，娯楽において「有名な」施設であることや「過度に費用がかかる」ことは避けなければならない。

（中略）

10.03　会員企業は，イベントにおいて接遇が「適切」であり，当該会員企業に適用されるコードに準拠する場合にのみ接遇を提供することがでる。

10.04　イベントに関連して提供された接遇は，交通費，食費，宿泊費及び実際の登録料に限定されなければならない。

10.05　会員企業は，食事（飲食）の価値が関連加盟団体の自国コードによって設定された上限を超えない場合のみ，医療関係者，医療機関のメンバーまたは患者団体の代表参加者に食事を提供することができる。

（中略）

10.07　医療関係者，医療機関のメンバー，または患者団体の参加者に提供されるすべての形式の接遇は，程度が「妥当」であり，イベントの主目的に厳密に付随している必要がある。原則として，提供される接遇は，参加者が通常自己負担で支払う程度の金額を超えてはならない。

10.08　接遇には，娯楽行事（スポーツやレジャーなど）の支援や開催を含めることはできない。

　なお，EFPIA コードの別紙 C では，会員団体が自国コードで金銭的基準を設定することと，EFPIA コード第 10 条で使用されている「妥当」，「適切な」，「有名な」，「過度に費用がかかる」の意味に関するガイダンスを定めることを求めている。

IFPMA コード及び EFPIA コードによる委任を受け，ABPI コードでは次のように規定されている。

> 22.1　企業は，科学的な会議，プロモーション目的の会議，学会その他の会議や研修に関連する場合を除き，医療関係者等に接遇を提供してはならない。会議は，イベントの主目的に見合った適切な場所で開催されなければならない。接遇は，イベントの主目的に厳密に付随するものであり，二次的（すなわち，必要最低限）でなければならない。提供される飲食の程度は適切で，場面に比例している必要がある。関係費用は，受領者が通常自己負担で支払う程度の金額を超えてはならない。また，医療関係者等やその他の関連する意思決定者を超えて提供してはならない。
>
> 22.2　必要最低限のものとして提供される食事（飲料を含む）の費用は，1人あたり75ポンドを超えてはならない（付加価値税及びチップを除く）。
>
> ◆注釈
>
> 22.1　会議と接遇
>
> 　接遇の提供は，軽食／必要最低限の飲食費，宿泊費，実際の登録料及び会合の参加者を後援するために会社が提供する妥当な交通費の支払いに限定される。参加者の随行者の交通費等の支払いは認められない。医療関係者等が会議に参加する際の移動時間だけのために，金銭を申し出または提供してはならない。講師，アドバイザリーボードのメンバー及びその他の専門サービスの提供者に対する，妥当な謝礼の支払い及び実費（交通費を含む）の払戻しは認められる。会議の手配は，接遇と会場に関して第22条第1項に準拠する必要がある。
>
> 　企業は，会議の参加者にのみエコノミークラスによる交通費を申し出または提供することができる。会議の参加者は，実費を自費で支払うことによりアップグレードができる。6時間以上かかる予定のフライトの場合，企業はエコノミーからプレミアムエコノミー等へのアップグレードの代金を支払うことができる。
>
> （中略）
>
> 22.2　飲食費の上限
>
> 　飲食費に関する75ポンド（付加価値税及びチップを除く）の上限は，上位コンサルタントとの自宅会議での夕食や，実質的な教育内容のある学会での夕食など，非常に例外的な状況でのみ適切である。飲食費は，通常，当該上限を大幅に下回るものである。

　英国薬事法及びブルーガイドでは，接遇費用は「妥当」でなければならないとの一般的な基準が設けられていることがわかる。しかし，具体的にどのような場合が「妥当」であるのかは必ずしも明らかとされていない。そのため，IFPMA コード及び EFPIA コードによる委任に基づき，ABPI コードでは飲食金額の上限を「75ポンド」と具体的に定めている。

　このように医療関係者等への利益供与に関し，法律の規定を各国製薬協コードで補足・決定することが，欧州では一般的な規制方式となっている。

図表1　欧州各国における医療関係者等に提供する飲食金額の上限

国名	各国製薬協コードが規定する飲食金額の上限
イギリス	75ポンド（84ユーロ）と付加価値税 ※チップは例外的な状況のみ
フランス	60ユーロ ※付加価値税を含む
ドイツ	60ユーロ ※付加価値税を含む
イタリア	60ユーロ
スペイン	60ユーロ ※付加価値税を含む
ポルトガル	60ユーロ ※付加価値税を含む
スイス	150スイスフラン（130ユーロ） ※付加価値税を含む
オランダ	75ユーロ（付加価値税を含む）
ベルギー	• 昼食：40ユーロ • 夕食：80ユーロ ※プログラムに少なくとも6時間の科学活動が含まれる場合のみ
デンマーク	• 昼食：400デンマーククローネ（53ユーロ） • 夕食：700デンマーククローネ（93ユーロ） • 1日最大：1,200デンマーククローネ（160ユーロ） ※全て付加価値税を含む
アイルランド	80ユーロ ※付加価値税を含むが，チップを含まない
ノルウェー	• 45分以上の短い会議または職場：244ノルウェークローネ（25ユーロ） • 90分以上の会議：930ノルウェークローネ（95ユーロ）
ポーランド	200ポーランドズラチ（48ユーロ） ※付加価値税を含む
スウェーデン	• 昼食：250スウェーデンクローナ（22ユーロ） • 夕食：700スウェーデンクローナ（62ユーロ） ※全て付加価値税を含む

3）違反に対する制裁

　英国薬事法に違反した場合，第303条に基づき，最大で懲役2年が課される（ただし，実際の執行は極めて稀である）。

　英国医薬品庁とABPIコードの執行機関である医療用医薬品コード機関（Prescription Medicines Code of Practice Authority（PMCPA））は覚書（Memorandum of Understanding）を締結しており，英国医薬品庁による監督・執行とPMCPAによる監督・執行は「補完的かつ相乗的」となっているが，通常の企業間の苦情はPMCPAに回付される（ただし，PMCPAによるプロセスが不十分である場合，英国医薬品庁が介入することを規制するものではない）。

　PMCPAによる紛争解決プロセスに関し，ABPIコードの前文は次のように規定している。

制裁

　コード違反が裁定されるそれぞれの場合において，関係する企業は，問題となる行為を
ただちに終了し，将来同様の違反を回避するために可能な全ての手段が採られたという確
約をしなければならない。確約には，裁定を実施するために講じられた措置の詳細を添付
しなければならない。事件の終了時には，詳細なケースレポートが公開される。

　重大な事案においては，追加の制裁措置も課せられる。これらには以下が含まれる。

- コードを遵守するための会社の手続きの監査を実施(将来使用する資材の事前審査の要件
  も課されることがある)
- すでに提供された資材の回収
- 是正声明の発表
- 公的なけん責
- ABPIの資格停止またはABPIからの除名

事例：Astellas UK

　アステラス製薬の英国子会社であるAstellas UKが，ABPIコード違反により，2016(平
成28)年6月24日付でABPI会員資格停止処分を受けた。

　処分の理由は，Astellas UKを統括するAstellas Pharma Europeが2014(平成26)年2月
にイタリア・ミラノで100名以上の医師を招いてアドバイザリー会議を開催したが，そこで
前立腺がん治療薬イクスタンジの販売促進を目的とするような行為があり，これがABPI
コードを逸脱しているというものであった。さらにABPIは，Astellas Pharma Europeが，
この件に関して回答を求めたPMCPAに対し，不誠実な報告を行ったとしている。

　ABPIのJohn Keamey会長(当時)は「プロモーションコード違反は重大であり，結果とし
て資格停止という形で反映された」と，処分について説明したうえで「我々業界は，厳格な
規制の下で活動しているので，これらの基準に合致できないいかなる企業も説明責任を有
している」とコメントした。

　この処分を受けて，アステラス製薬はグローバルでのコンプライアンス改善策を策定し，
グローバル各拠点の販売子会社ごとにコンプライアンス担当者を配置することや，従業員
にコード徹底のための再教育を行うなどの措置を実施した。なお，資格停止処分は，その
後1年間の延長を経て2018(平成30)年6月24日に解除された。

(2) 欧州における贈収賄規制

1) 英国贈収賄防止法(UKBA)とは何か？

　UKBAとは，2011(平成23)年7月1日より施行された英国の贈収賄規制に関する刑事法であ
る。UKBAは，日本企業を含む英国外の企業にも適用される可能性があること，民間人に対す
る贈賄も規制対象としていること，企業が贈賄行為を防止するために適切な措置(コンプライア
ンス・プログラムの実施)を講じていなかったこと自体が処罰の対象となりうること等，多くの
特徴を有している。また，UKBAの解釈については，英国法務省からガイダンス(UKBA指針)
[4]が発出されているのであわせて参照されたい。なお，UKBAでは，犯罪類型として次の4つを
規定している。

---

[4] http://www.justice.gov.uk/downloads/legislation/bribery-act-2010-guidance.pdf

> ①　贈賄罪
> ②　収賄罪
> ③　外国公務員贈賄罪
> ④　贈賄防止措置懈怠罪

2) 適用範囲

① 贈賄罪，収賄罪，外国公務員贈賄罪

　英国において違反行為の一部が行われた場合，または違反行為が英国で行われなかった場合であっても行為者が英国と「密接な関連」(close connection) を有する場合には，UKBAが適用される（第12条第2項(c)）。

　ここでいう「密接な関連」とは，行為者が英国人・英国法人である場合や，英国を常居地としている場合などを指す（第12条第4項）。そのため，例えば英国本社の担当者が日本から医療関係者等をアドバイザリー会議に招聘する場合，当該医療関係者自身は日本人であったとしても，当該英国本社の担当者はUKBAの適用を受けるおそれがある（そのため，旅費や謝礼の支払いなどについて十分な注意が必要となる）。

② 贈賄防止措置懈怠罪

　「英国と関連のある営利団体」が，その「関係者」の贈賄行為に対して適切な措置を講じなかった場合，当該「英国と関連のある営利団体」自身がUKBAの適用を受け，処罰される場合がある（第7条）。

　ここでいう「英国と関連のある営利団体」とは，英国法人のみならず，英国内において事業の一部を運営している海外の法人・団体も含まれるため，場合によっては日本企業にも直接適用されることも否定できない（ただし，本書の作成時点では公表情報に基づく限り，日本企業に対してUKBAによって直接処罰された事案は確認されていない）。そのため，日本企業においてもUKBAが適用される可能性があることを前提に，自社のコンプライアンス・プログラムを構築することが望ましい。

3) 規制内容

① 贈賄罪，収賄罪，外国公務員贈賄罪

　UKBAでは，「金銭その他の利益を他者に提供またはその約束をした場合に贈賄罪が成立する」としている（第1条）。すなわち，「賄賂」ないし「利益供与」の要件そのものは日本法と大きく異ならないが，提供する客体については，国内贈収賄については単に「他者」(another person) とされており，公務員だけではなく民間人も含まれることに留意する必要がある。

　外国公務員贈賄罪については，日本の不正競争防止法と要件は大きく異ならない。ただし，外国公務員贈賄罪が成立するためには，当該外国公務員への利益供与が当該外国（自国）の基準（現地法・現地基準）上許容されていないことを立証する必要がある。そのため，例えば，英国で行われるアドバイザリー会議に日本の国立大学に所属する医療関係者を招く際は，当該日本の国立大学の倫理規程等を遵守することがUKBAの遵守との関係でも重要となるであろう。また，確立したビジネス慣行に基づいて接遇等を行うことはUKBAに反しないとされており，その点でも当該外国（自国）の倫理基準等を遵守することは重要となる。

② 贈賄防止措置懈怠罪

　英国関連企業が，その「関係者」の贈賄行為に対して適切な措置を講じなかった場合，当該英

国関連企業はUKBAの適用を受ける。ただし，当該英国関連企業が，「関係者」による贈賄行為に対して適切な手続（adequate procedure）を採っていた場合には，UKBAの適用は免責される（第7条第2項）。

　ここでいう「適切な手続」とは，贈収賄防止のためのコンプライアンス・プログラムの一種であり，UKBA指針によれば，次の基本原則を満たす必要があるとされている。

---

❶ リスクに応じた手続き
　　リスクの高低に応じた，適切な贈収賄予防手続きを確立すること。
❷ 経営陣によるコミットメント
　　経営陣が自ら賄賂が許されないという誓約を行い，贈収賄を許容しない文化を醸成すること。
❸ リスク・アセスメント
　　贈収賄のリスクを定期的に評価し，書面化すること。
❹ デュー・デリジェンス
　　贈収賄の実行者となりうる者に対し，リスクの程度に応じて，デュー・デリジェンスを実施すること。
❺ コミュニケーション（研修を含む）
　　社内全体で，贈収賄防止制度について周知徹底させること。
❻ モニタリング及びレビュー
　　贈収賄防止制度を策定するだけではなく，モニタリングし，常にそれを見直し・改善していくこと。

---

4) 違反に対する制裁

　UKBAの主要な執行機関は，英国法務省の下に設けられた重大不正捜査局（Serious Fraud Office（SFO））であり、SFOによる訴追事例はwebサイト上に公表されている[5]。

　個人に対する罰則の場合は，禁固10年以内及び上限なしの罰金である。また，法人に対する罰則の場合は，上限なしの罰金となっている。

(3) 欧州における医療関係者等への支払情報の公開

1) 法律による公開

　欧州ではフランスのように，透明性確保の観点から法律によって医療関係者等への支払情報の公開を義務付ける例もあるが，多くの国の場合，EFPIA開示コードを各国製薬協コードに組み込む形で自主的に公開を行っている。

2) 自主基準による公開

① EFPIA開示コード

　EFPIAでは2011（平成23）年に，医療機関，医療関係者及び患者団体を対象とするEFPIA開示コード（EFPIA HCP/HCO Disclosure Code）を制定した。これはEU領域内で事業を行う製薬企業が，医療機関，医療関係者及び患者団体に対して寄附，コンサルティング料等，一定の支払いを行った場合，その情報について公開を求めるものである。

---

[5] https://www.sfo.gov.uk/our-cases/

英国でもABPIコード第24条において，EFPIA開示コードの要件がほぼそのまま組み込まれており，欧州内の医療関係者等への当該支払いについて公開することが義務付けられている。

② 公開の対象となる情報と公開の方法

医療機関及び患者団体への寄附と助成金（EFPIAコードでは，個々の医療関係者への寄附や助成金は認められない），イベント費用（登録料やスポンサー料，交通費，宿泊費等），業務委託料やコンサルティング料といった契約に基づく利益供与が公開の対象となる。また，当該情報は，EFPIA各会員企業のホームページまたは政府，業界団体等が提供する公的なプラットフォームにて公開される。

なお，飲食費は公開の対象とはならないが，先述したように，各国製薬協コードによって定められた上限金額を超えた飲食の提供は禁止されている。

---

❶ 医療機関への支払いの場合

a. 寄附と助成金

医療関係者等で構成される医療を支援する医療機関，団体または組織への寄附及び助成金（現金と便益の両方を含む）。

b. イベント関連費用の負担

医療関係者がイベントに参加するための支援を含む，医療機関または第三者を介したイベント関連の費用負担（以下を含む）。

• 登録料
• イベントを管理するために医療機関または医療機関に指定された第三者と締結するスポンサー契約
• 交通費及び宿泊費

c. 業務委託料及びコンサルティング料

会員企業と医療機関との間における，医療機関が会員企業に何らかの役務を提供する契約に由来・関連する利益供与もしくは上記a.及びb.のカテゴリーに含まれないその他の資金提供。ただし，当該利益供与と上記a.及びb.のカテゴリーに含まれないその他の資金提供（契約書により合意されたものに限る）に関連する費用は，それぞれ金額を区分して公開される。

❷ 医療関係者への支払いの場合

a. イベント関連費用の負担（次のようなイベントに関連する費用の負担）

• 登録料
• 交通費及び宿泊費

b. 業務委託料及びコンサルティング料

会員企業と医療関係者との間における，医療関係者が会員企業に何らかの役務を提供する契約に由来・関連する利益供与もしくは上記a.及びb.のカテゴリーに含まれないその他の資金提供。ただし，当該利益供与と上記a.及びb.のカテゴリーに含まれないその他の資金提供（契約書により合意されたものに限る）に関連する費用は，それぞれ金額を区分して公開される。

---

3) 違反に対する制裁

EFPIAコード及び各国製薬協コード違反として，処分の対象となり得る。ただし，本書の作

成時点において，処分事例は確認されていない。

4 米国における利益供与・贈収賄に関する規制

(1) 米国における利益供与規制

1) 法律による規制

　日本における利益供与規制は公正競争規約により，欧州における利益供与規制は薬事基本法及びそれを補完する機能を果たす各国製薬協コードによって具体的な制限が設けられている。

　一方，米国における利益供与規制の構造は，IFPMA コードを基本とした日本や欧州の各国製薬協による自主的紛争解決モデルとは大きく異なり，国際的に独特の性格をもっている。

　特に米国の場合，日本や欧州と比較して，司法省（DOJ）や証券取引委員会（SEC）をはじめとした政府当局による司法的な執行力が極めて強いという特徴がある。当然ながら米国にも IFPMA 傘下の自主団体として，PhRMA[*6]が存在し，PhRMA コード（PhRMA Code on Interactions with Healthcare Professionals：医療関係者との交流に関するコード）によって医療関係者等への利益供与に関する規制を補足しているが，PhRMA 自体に政府当局に代わる自主的紛争解決メカニズムはない。

　米国における利益供与規制の全容を理解するためには，前提として連邦法の仕組みや，メディケア（Medicare）やメディケイド（Medicaid）といった連邦保険プログラム，米国連邦政府の組織と権限について，それらが米国各州の法律（米国の場合，州によっても法制度が異なる）や医療制度とどのように区分され，また重複しているのか把握しておく必要があるが，これは容易な作業ではない。

　そこで本書では，こうした米国の制度の詳細には立ち入らず，日本における利益供与規制をグローバルな視野で俯瞰するために役立つ範囲で，米国における利益供与規制の概要や仕組み，いくつかの事例を紹介するにとどめる。ただし，米国における利益供与規制の運用・執行は，日本を含む米国以外の国々にも大きな影響を与えており，製薬企業が厳格なコンプライアンス・プログラムを策定・運用する背景にもなっているので，その概要を理解したうえで米国の実務担当者と議論できるようになることは，実務上において非常に重要である。

① 反キックバック法

　米国における利益供与規制の直接の根拠となる法律は，反キックバック法（Anti-Kickback Statute（AKS））である。反キックバック法は，連邦政府の医療保険でまかなわれるサービスや物品の購入を促すことなどの見返りに報酬を払うことを禁止している（42 U.S.C ¶1320a-7b(b)）。

　なお，キックバックとはならない除外事項（セーフハーバー）として，業務委託契約や割引等が規定されているが，何がキックバックに該当するのかは，必ずしも文面上明らかではなく，過去の事例や PhRMA コードを参照して判断する必要がある。一般論としていえば，対価性のない利益の移転はキックバックに該当しうる。

② 虚偽請求取締法

　反キックバック法違反行為により，本来，公的保険制度で償還されるべきではなかった医薬品等が詐欺的に保険償還されたという理論構成のもと，製薬企業は米国政府から損害賠償請求を受

[*6] Pharmaceutical Research and Manufacturers of America：米国研究製薬工業協会

ける場合がある（なお，連邦レベルの損害賠償請求訴訟と州レベルの損害賠償請求訴訟が同時多発的に提起されることも多い）。その法的根拠となっているのが虚偽請求取締法（False Claims Act（FCA））である。虚偽請求取締法では，次のような行為が禁止されている。

---

❶　支払いや支払い許可のため，意図して，虚偽等の請求をし，またはさせること。
❷　虚偽請求等に関する重要な虚偽の記録または陳述を，意図して使用し，または使用させること。
❸　虚偽請求等の共謀をすること。

　本書は，虚偽請求取締法について解説するものではないので，詳細には立ち入らないが，虚偽請求取締法は，2009（平成21）年の詐欺執行回復法（Fraud Enforcement and Recovery Act（FERA））及び2010（平成22）年の医療保険制度改革法（Patient Protection and Affordable Care Act（ACA））によって大きな修正が加えられた。特に医療保険制度改革法において，反キックバック法違反による請求は，自動的に虚偽請求取締法にいう詐欺請求を構成すると明示されたこともあり，訴訟において原告は，反キックバック法違反を立証することにより，結果として虚偽請求取締法違反を立証する形となることが多い。

　また，虚偽請求取締法には，私人が米国政府に代わって民事訴訟を提起できるqui tam制度（クイタム訴訟）がある。クイタム訴訟を提起した私人には，回収金額の最大30％が報奨金として支払われるというインセンティブが与えられている（31 U.S.C. §3730（d））。

　なお，2018（平成30）年の虚偽請求取締法訴訟によって政府が回収した総額の約75％がクイタム訴訟によるものであり，むしろクイタム訴訟に基づく損害賠償請求のリスクの方が高いことに注意する必要がある。

2）自主基準による規制

　PhRMA は，米国で事業を行っている主要な研究開発志向型製薬企業とバイオテクノロジー企業を代表する団体である。PhRMA コードは PhRMA における自主基準であり，2002（平成14）年に採用され，2009（平成21）年の改訂を経て，現在の最新版は，IFPMA コードの改訂に合わせて2019（令和元）年10月に改訂されたものである。

　PhRMA コード自体は PhRMA の自主基準であり，強制力はもたないものの，連邦保健福祉省監察総監室（Department of Health and Human Services-Office of Inspector General（HHS-OIG））のコンプライアンス・プログラム・ガイダンス（OIG Compliance Program Guidance for Pharmaceutical Manufacturers）には，「PhRMA コードは製薬企業の社員が知っておくべき基準であり，また，それを遵守することは反キックバック法等の法律違反に問われるリスクを下げる」との記載がある。よって，カリフォルニア州などのいくつかの州においては，本来「自主基準」であるPhRMA コードに従うことを法的な要請としており，実務上，PhRMA コードに準拠した基準を社内ルールに組み込んでいる製薬企業も多い。

　PhRMA コードでは，情報提供に付随する控えめな飲食を提供することは認められるものの，飲食物のみを医療関係者等に提供すること（「持ち帰り」の食事や製薬企業担当者がその場に立ち会わない飲食）の禁止，娯楽やきょう応の提供の禁止など，日本における利益供与規制に類似する部分も多い。その一方で，継続的医学教育（Continuous Medical Education（CME））の概念や，

業務委託における謝礼の年間上限（CAP）[7]の設定など，公正競争規約とは異なる部分もある。

例えば，飲食提供の基準について，PhRMAコードは次のように規定している。

---

2. 情報提供に付随する飲食の提供

（前略）

…製薬企業の担当者は，医療関係者の勤務時間中に情報提供を行う機会を持つことがある。そのようなプレゼンテーションまたはディスカッションに関連して，プレゼンテーションが科学的または教育的価値を提供する限り，プレゼンテーションに参加する医療関係者とそのスタッフのメンバーに対し，以下の条件を満たす場合，社会的儀礼として頻繁でない飲食を提供することは適切である。

(a) 飲食の金額が控えめであること。

(b) 娯楽またはきょう応の一部ではないこと。

(c) 情報提供に付随する方法で提供されていること。

現場の営業担当者またはその直属のマネジャーが行った情報提供に関連して提供される飲食は，社内または病院内に制限する必要がある。情報提供に伴う食事に医療関係者の配偶者または他のゲストを含めることは適切ではない。また，「持ち帰り」の食事や企業担当者が立ち会わない飲食を提供することは適切ではない。

3）違反に対する制裁

反キックバック法に違反した場合，次のような制裁を課されるおそれがある。

---

❶ 刑事制裁として5年以下の懲役，または2万5千ドルの罰金（併科あり）。

❷ 民事制裁として原則2万ドル以下の制裁金及び提供した物品やサービスの金額の3倍を上限とした額の損害賠償義務。

❸ 行政上の措置として，連邦及び州の健康保険プログラムからの除外。

なお，実務上では，反キックバック法違反を根拠とした虚偽請求取締法訴訟は和解で終了することが多く，その場合，製薬企業は米国政府と民事上の和解契約（CSA）及び刑事上の起訴猶予契約（DPA），HHS-OIGと企業倫理契約（Corporate Integrity Agreement（CIA））を締結することが多い。特にCIAについては，製薬企業に厳格なコンプライアンス・プログラムの導入が義務付けられることが多く，その概要を理解することは極めて重要だといえるが，本書の性質上，詳細は割愛する。

4）実際の違反事例

このように，虚偽請求取締法訴訟における制裁金額は巨額なものになり得る。過去に重い制裁が課せられた事例としては，グラクソ・スミスクラインの30億ドル（2012（平成24）年），ファイザーの23億ドル（2011（平成23）年），ジョンソン・エンド・ジョンソン の22億ドル（2010（平成22）年）などがある。司法省の統計によると，2018（平成30）年の虚偽請求取締法訴訟に基づく賠償回復の総額28億ドルのうち，25億ドルがヘルスケア業界に関するものであった。

また，巨額賠償の事例では，いわゆるオフラベル（未承認・適応外）規制違反による制裁が含まれている場合も多い。

---

[7] 一定期間内でのサービスや報酬などについて，上限を設ける制度や体系のこと。サービスや報酬の上昇に帽子（CAP）をかぶせるという比喩に由来。

事例：Daiichi Sankyo Inc.

　Daiichi Sankyo Incが2005（平成17）年1月1日〜2011（平成23）年3月31日まで実施した「POD」と呼ばれる「医師団体及びディスカッションプログラム」，ならびに2004（平成16）年1月1日〜2011（平成23）年2月4日まで実施した他のスピーカープログラムにおいて，医師に講演料の形で不適切なキックバックの支払いがあったとされた。

　司法省の主張によると，当該事例では医師が自分のオフィスで自らのスタッフに対してのみ講演した場合や，ディナーの席上で複数の医師が重複したテーマについて講演した場合のいずれであっても謝礼が支払われていることや，医師一人当たり140ドルを超える高額なディナーが提供されたことが反キックバック法違反に該当するとのことであった。

　なお，本件は2015（平成27）年1月，Daiichi Sankyo Incが和解の一環としてHHS-OIGと企業倫理契約を締結するとともに，解決金として総額3,900万ドルを支払うことに合意して終結した。

(2) 米国における贈収賄規制

1) 海外腐敗行為防止法（FCPA）とは何か？

　FCPA（Foreign Corrupt Practices Act）とは，外国公務員に対する不正な経済的利益の提供を禁止する法律であり，製薬企業だけでなく，全ての業種に適応される。1972（昭和47）年のウォーターゲート事件をきっかけとして，米国では外国公務員に対する贈賄行為を規制する動きが強まり，FCPAは1977（昭和52）年に制定された。FCPAについては，解説書や関連記事も多く存在しており，本書の性格上，その理論的・法律的根拠の詳細には立ち入らない。しかし，FCPAは米国人や米国企業のみならず，外国人や米国外で行われた贈賄行為にも適用（域外適用）される場合があることに十分留意する必要がある。

　なお，FCPAに関しては2012（平成24）年11月に司法省と証券取引委員会が解釈指針（A Resource Guide to the U.S. Foreign Corrupt Practices Act（FCPA指針））を公表しており，FCPA指針や過去の処分事例等を参照しながら対策を講じることは有益といえる（FCPA指針は2020（令和2）年7月に改訂され，現在の最新版は第2版[8]である）。

2) 適用範囲

① 贈賄禁止条項

　FCPAが定める贈賄禁止条項の適用範囲は，次のとおりである。

❶ 発行者[9]
❷ 国内関係者
❸ 米国内で行為を行った者

　このうち，❷については米国法に基づいて設立された日本企業の子会社にも適用される。また，FCPA指針によれば，子会社が親会社の代理人として当該行為を行ったと認められる場合，親会社も責任を問われることがある。

　また，❸に関して「米国内での行為」は非常に広く解釈され，例えば，米国ドルにより米国外

---

[8] https://www.justice.gov/criminal-fraud/file/1292051/download
[9] 米国証券取引所法の登録義務または報告義務を負う証券発行者（役員・従業員，代理人，株主を含む）。

から賄賂を送金し，米国内の銀行口座が資金決済の過程で用いられた場合などにも適用されることがある。

② 会計・内部統制条項

内部統制条項は，発行者に適用され，連結対象となる子会社及び関連会社も含まれる。

3) 規制内容

① 贈賄禁止条項

FCPAの贈賄禁止条項では，次の行為を禁止している。

> ❶ 営業上の利益を得る目的で，
> ❷ 汚職の意図をもって，
> ❸ 外国公務員に対して，
> ❹ いかなる利益を（Anything of Value），
> ❺ 供与する申出を行い，供与し，供与の約束をし，または供与の承認をすることを促進する行為。

贈賄禁止条項に基づいて個人の刑事責任を追及する場合には，違法性の認識も要求される。FCPA指針によれば，コーヒーの提供，タクシー代の負担，（価値の小さい）企業のプロモーショングッズの提供，合理的な範囲の食事の提供や接待費用の負担などが「汚職の意図をもって」行われることは通常考えにくく，贈賄禁止条項に違反しないと解釈される場合が多い。しかし，このような負担であっても他の行為とあわせ，一連の贈賄行為の一部であると解釈される場合や，その他に「汚職の意図」を示唆するような事情がある場合には，贈賄禁止条項違反であると解釈される。

第三者を通じて贈賄が行われた場合では，そのような供与等に用いられることを知りながら第三者に利益を供与したと解釈され，処罰対象となる。したがって，日本企業がコンサルタント等の第三者を取引に介在させることによって，直接贈賄行為を行っていなかったとしても，贈賄禁止条項違反とされる場合がある。

なお，次の場合は，贈賄禁止条項違反とはならない（抗弁事由）。

> ❶ 現地法において適法とされる支払い
> ❷ 合理的かつ善意の支払い
> ❸ 円滑化のための少額の支払い（ファシリティ・ペイメント）
> ❹ 脅迫

② 会計・内部統制条項

会計・内部統制条項とは，発行者に対して正確かつ公正な帳簿，記録及び会計を作成することを義務付けるとともに，そのための合理的な内部統制制度の構築を求めている。例えば，業務委託料に見せかけた賄賂の支払いは，会計・内部統制条項違反となる。

4) 違反に対する制裁

FCPAに違反した場合の処罰には，刑事罰と民事の制裁金があり，前者は司法省が，後者は証券取引委員会が主に担当し，連邦捜査局（FBI）等の他の機関とも連携しながら捜査に当たる。FCPA違反とされた場合，当該企業のみならず，その社員に対しても刑事及び民事の罰則規定があることに注意が必要である。なお，社員個人に対して課せられた制裁金を法人（当該社員が所

属する企業）が代わりに支払うことは認められていない。

　なお，制裁金の額については，選択的罰金法に基づき，犯罪行為により生じた利得または損失の2倍を上限としている。各事案における実際の量刑は，連邦量刑ガイドラインとの関係で調整されるほか，実務上では司法省との司法取引による減刑交渉等も重要となる。

① 贈賄禁止条項

　贈賄禁止条項に違反した場合の刑事罰は，法人に対しては200万ドル以下の罰金，役員従業員等の個人に対しては25万ドル以下の罰金または5年以下の禁固刑及びその併科とされている。

　また，贈賄禁止条項違反の民事制裁金は，法人・個人のいずれに対しても1万6千ドル以下とされている，

② 会計・内部統制条項

　会計・内部統制条項に違反した場合の刑事罰は，法人に対しては2,500万ドル以下の罰金，個人に対しては500万ドル以下の罰金または20年以下の禁固刑及びその併科とされている。

　また，会計・内部統制条項違反の民事制裁金は，法人・個人とも違反行為から得た収益の総額等を上限とする。

5）実際の違反事例

事例：Olympus Corporation America

　オリンパスの米国子会社（Olympus Corporation America（OCA））は2011（平成23）年10月，間接米国子会社であるOlympus Latin America, Inc.（OLA）及びそのブラジル子会社であるOlympus Optical do Brasil, Ltda.の医療事業関連活動に関し，主として医療関係者に対する助成金等の支払いや，無償または割引価格での医療機器の提供等について司法省の調査を受けた。

　司法省によると，2006（平成18）～2011（平成23）年8月までの間，OLAらは中南米での医療機器販売増を目途に，政府管轄の医療機関の医療関係者に対し，現金や個人への助成金，個人旅行，無料あるいは大幅に値引きされた医療機器の提供を行うとともに，さらにオリンパス製品の購入誘導のため，開業医にも300万ドル近くを利益供与し，結果として750万ドル以上の利益を得たとしている。

　これを受けてOCAは，2016（平成28）年2月29日に司法省との間で訴追の留保に関する協定を締結し，米国政府に対して罰金2,280万ドルを支払うとともに，コンプライアンス改善のためのCIA締結を含む各種の施策を実施することに合意した。

（3）米国における医療関係者等への支払情報の公開

1）法律による公開

① サンシャイン法とは

　米国では，いわゆるオバマ・ケアと呼ばれた医療保険制度改革法（ACA）の一部（医療保険制度改革法§6002）として，製薬企業などに対し，医療関係者等への支払情報の公開を義務付けるサンシャイン法（Physician Payments Sunshine Act）が連邦法として成立した（2012（平成24）年1月1日施行）。

　サンシャイン法は，次の5つのサブセクションによって構成されている。

❶ 透明性報告書

❷　情報提出と公開の手続

❸　罰則

❹　年次報告書

❺　州法との関係

　また，詳細な情報公開のルールについては，連邦保健福祉省による医師等への支払いの透明性プログラム（National Physician Payment Transparency Program：Open Payments）にて規定されている。

　サンシャイン法について特に注目すべき点は，これまでの自主基準ではなく，法律レベルによって情報公開を義務付けたことであり，これは当時世界初の試みであったとされている。なお，支払情報は，メディケア・メディケイド・サービス・センター（Centers for Medicare & Medicaid Services（CMS））のwebサイト上において2013（平成25）年度分から公開されているほか，現在，複数の州で同種の規則が導入されている。

②　情報公開の対象と方法

　サンシャイン法では，米国で事業を行う製薬企業等が医療関係者等に対して行う，次のような支払いについて情報公開の対象としている。

---

❶　コンサルティング料

❷　コンサルティング以外の役務への支払い

❸　謝礼

❹　贈呈品

❺　娯楽

❻　食事

❼　旅行（指定された目的地を含む）

❽　教育

❾　研究

❿　慈善寄付

⓫　ロイヤルティまたはライセンス

⓬　現在または将来の所有・投資利益

⓭　医学教育プログラムにおける座長または演者としての役割に対する直接の支払い

⓮　助成金

⓯　その他の性質の支払いまたはその他の利益供与

　また，支払額が10ドル以下であれば情報公開の対象からは除外されるが，個別の支払いが10ドル以下であっても，同一医療関係者等への支払額の年間累計が100ドルを超えた場合には情報公開の対象となる。

　情報公開の方法については，製薬企業が年に一度，次の項目を含む内容をCMSに報告し，先述したCMSのwebサイト上にて公開される。

---

❶　対象となる受領者の名前

❷　対象となる受領者の業務上の住所

❸　受領者が医師の場合は，当該医師の専門分野及び国内プロバイダーID

❹　支払いまたはその他の利益供与の額
❺　支払いまたはその他の利益が受領者に提供された日付
❻　支払いまたはその他の利益供与の名目及び性質

2) 自主基準による情報公開

　PhRMA には情報公開に関する自主基準等は存在しないため，全てサンシャイン法に基づいて情報が公開される。

3) 違反に対する制裁

　1件の報告漏れにつき最大1万ドル，年間15万ドル以内の制裁金が課される。また，故意による報告懈怠については，最大10万ドル，年間100万ドル以内の制裁金が課される（すなわち，最大で年間115万ドルの制裁金を課される場合がある）。

　なお，本書の作成時点において，サンシャイン法に基づく制裁金を課せられた事例は確認されていない。

1 不当景品類及び不当表示防止法 (景品表示法 (抜粋))

昭和37年法律第134号

第2章 景品類及び表示に関する規制

第1節 景品類の制限及び禁止並びに不当な表示の禁止

(景品類の制限及び禁止)

第4条 内閣総理大臣は，不当な顧客の誘引を防止し，一般消費者による自主的かつ合理的な選択を確保するため必要があると認めるときは，景品類の価額の最高額若しくは総額，種類若しくは提供の方法その他景品類の提供に関する事項を制限し，又は景品類の提供を禁止することができる。

第4章 協定又は規約

(協定又は規約)

第31条 事業者又は事業者団体は，内閣府令で定めるところにより，景品類又は表示に関する事項について，内閣総理大臣及び公正取引委員会の認定を受けて，不当な顧客の誘引を防止し，一般消費者による自主的かつ合理的な選択及び事業者間の公正な競争を確保するための協定又は規約を締結し，又は設定することができる。これを変更しようとするときも，同様とする。

2 内閣総理大臣及び公正取引委員会は，前項の協定又は規約が次の各号のいずれにも適合すると認める場合でなければ，同項の認定をしてはならない。

一 不当な顧客の誘引を防止し，一般消費者による自主的かつ合理的な選択及び事業者間の公正な競争を確保するために適切なものであること。

二 一般消費者及び関連事業者の利益を不当に害するおそれがないこと。

三 不当に差別的でないこと。

四 当該協定若しくは規約に参加し，又は当該協定若しくは規約から脱退することを不当に制限しないこと。

3 内閣総理大臣及び公正取引委員会は，第1項の認定を受けた協定又は規約が前項各号のいずれかに適合するものでなくなつたと認めるときは，当該認定を取り消さなければならない。

4 内閣総理大臣及び公正取引委員会は，第1項又は前項の規定による処分をしたときは，内閣府令で定めるところにより，告示しなければならない。

5 私的独占の禁止及び公正取引の確保に関する法律 (昭和22年法律第54号) 第7条第1項及び第2項 (同法第8条の2第2項及び第20条第2項において準用する場合を含む。)，第8条の2第1項及び第3項，第20条第1項，第70条の4第1項並びに第74条の規定は，第1項の認定を受けた協定又は規約及びこれらに基づいてする事業者又は事業者団体の行為には，適用しない。

2 医療用医薬品業等告示

平成9年8月11日公正取引委員会告示第54号
変更 平成10年11月16日公正取引委員会告示第18号
変更 平成12年3月31日公正取引委員会告示第8号
変更 平成17年3月29日公正取引委員会告示第4号
変更 平成18年3月31日公正取引委員会告示第6号
変更 平成18年11月1日公正取引委員会告示第36号
変更 平成28年4月1日内閣府告示第124号

不当景品類及び不当表示防止法（昭和37年法律第134号）第4条の規定に基づき，医療用医薬品業，医療機器業及び衛生検査所業における景品類の提供に関する事項の制限（平成9年公正取引委員会告示第54号）の一部を次のように改正する。

　医療用医薬品業，医療機器業及び衛生検査所業における景品類の提供に関する事項の制限

　医療用医薬品の製造又は販売を業とする者，医療機器の製造又は販売を業とする者及び衛生検査を行うことを業とする者は，医療機関等に対し，医療用医薬品，医療機器又は衛生検査の取引を不当に誘引する手段として，医療用医薬品若しくは医療機器の使用又は衛生検査の利用のために必要な物品又はサービスその他正常な商慣習に照らして適当と認められる範囲を超えて景品類を提供してはならない。

備考
1　この告示で「医療用医薬品」とは，医薬品，医療機器等の品質，有効性及び安全性の確保等に関する法律（昭和35年法律第145号）第2条第1項に規定する医薬品であって，医療機関等において医療のために使用されるものをいう。
2　この告示で「医療機器」とは，医薬品，医療機器等の品質，有効性及び安全性の確保等に関する法律第2条第4項に規定する医療機器であって，医療機関等において医療のために使用されるものをいう。
3　この告示で「衛生検査」とは，人体から排出され，又は採取された検体について行う臨床検査技師等に関する法律（昭和33年法律第76号）第2条に規定する検査をいう。
4　この告示で「医療機関等」とは，医療法（昭和23年法律第205号）第1条の5に規定する病院及び診療所，介護保険法（平成9年法律第123号）第8条第27項に規定する介護老人保健施設，医薬品，医療機器等の品質，有効性及び安全性の確保等に関する法律第2条第12項に規定する薬局その他医療を行うもの及び衛生検査を委託するもの（これらの役員，医療担当者その他従業員を含む。）をいう。

3　医療用医薬品製造販売業における景品類の提供の制限に関する公正競争規約（公正競争規約）

昭和59年3月10日公正取引委員会認定

昭和59年3月14日官報、公正取引委員会告示第8号

改定　平成6年1月20日公正取引委員会認定

　　　平成6年2月3日公正取引委員会告示第4号

改定　平成9年8月11日公正取引委員会認定

　　　平成9年8月11日官報，公正取引委員会告示第66号

改定　平成12年6月27日公正取引委員会認定

　　　平成12年7月17日官報，公正取引委員会告示第24号

改定　平成17年3月24日公正取引委員会認定

　　　平成17年3月29日官報，公正取引委員会告示第5号

改定　平成19年9月28日公正取引委員会認定

　　　平成19年10月1日官報，公正取引委員会告示第25号

改定　平成23年1月21日公正取引委員会・消費者庁長官認定

　　　平成23年2月10日官報，公正取引委員会・消費者庁告示第1号

改定　平成27年7月21日公正取引委員会・消費者庁長官認定

　　　平成27年8月5日官報，公正取引委員会・消費者庁告示第1号

改定　平成28年4月1日公正取引委員会・消費者庁長官認定

　　　平成28年4月1日官報，公正取引委員会・消費者庁告示第1号

（目的）

第1条　この公正競争規約（以下「規約」という。）は，不当景品類及び不当表示防止法（昭和37年法律第134号）第31条第1項の規定に基づき，医療用医薬品製造販売業における不当な景品類の提供を制限することにより，不当な顧客の誘引を防止し，一般消費者による自主的かつ合理的な選択及び事業者間の公正な競争を確保することを目的とする。

（定義）

第2条　この規約で「医療用医薬品」とは，医薬品，医療機器等の品質，有効性及び安全性の確保等に関する法律（昭和35年法律第145号。以下「医薬品医療機器等法」という。）第2条第1項に規定する医薬品であって，医師又は歯科医師の処方せん又は指示によって使用される医薬品その他医療機関等において医療のために使用される医薬品のうち，この規約の施行規則（以下「施行規則」という。）で定めるものをいう。

2　この規約で「医療用医薬品製造販売業者」とは，医療用医薬品の製造販売を業とする者であって，この規約に参加する事業者をいう。

3　この規約で「医療機関等」とは，医療法（昭和23年法律第205号）第1条の5に規定する病院及び診療所，介護保険法（平成9年法律第123号）第8条第27項に規定する介護老人保健施設，医薬品医療機器等法第2条第12項に規定する薬局その他医療を行うものをいい，これらの役員，医療担当者その他従業員を含む。

4　この規約で「医療用医薬品卸売業者」とは，医薬品医療機器等法第25条第3号に規定する医療

用医薬品の卸売販売業を営む者をいう。

5 この規約で「景品類」とは，顧客を誘引するための手段として，方法のいかんを問わず，医療用医薬品製造販売業者が自己の供給する医療用医薬品の取引に付随して相手方に提供する物品，金銭その他の経済上の利益であって，次に掲げるものをいう。

ただし，正常な商慣習に照らして値引又はアフターサービスと認められる経済上の利益及び正常な商慣習に照らして医療用医薬品に附属すると認められる経済上の利益は，含まない。

(1) 物品及び土地，建物その他の工作物

(2) 金銭，金券，預金証書，当せん金附証票及び公社債，株券，商品券その他の有価証券

(3) きょう応（映画，演劇，スポーツ，旅行その他の催物等への招待又は優待を含む。）

(4) 便益，労務その他の役務

（景品類提供の制限の原則）

第3条 医療用医薬品製造販売業者は，医療機関等に対し，医療用医薬品の取引を不当に誘引する手段として，景品類を提供してはならない。ただし，前条第5項ただし書に規定する経済上の利益については，この限りでない。

（提供が制限される例）

第4条 前条の規定に違反する景品類の提供を例示すると，次のとおりである。

(1) 医療機関等に所属する医師，歯科医師その他の医療担当者に対し，医療用医薬品の選択又は購入を誘引する手段として提供する金品，旅行招待，きょう応等

(2) 医療機関等に対し，医療用医薬品の選択又は購入を誘引する手段として無償で提供する医療用医薬品

（提供が制限されない例）

第5条 この規約に違反しない景品類又は経済上の利益の提供を例示すると，次のとおりである。

(1) 医療機関等における自社の医療用医薬品の使用に際して必要な物品若しくはサービス又はその効用，便益を高めるような物品若しくはサービスの提供

(2) 医療用医薬品に関する医学・薬学的情報その他自社の医療用医薬品に関する資料，説明用資材等の提供

(3) 施行規則で定める基準による試用医薬品の提供

(4) 医療機関等に依頼した医療用医薬品の製造販売後の調査・試験等，治験その他医学，薬学的調査・研究の報酬及び費用の支払

(5) 医療機関等を対象として行う自社医薬品の講演会等に際して提供する華美，過大にわたらない物品若しくはサービスの提供又は出席費用の負担

（医療用医薬品卸売業者に対する景品類提供の制限）

第6条 医療用医薬品製造販売業者は，医療用医薬品卸売業者に対し，私的独占の禁止及び公正取引の確保に関する法律（昭和22年法律第54号）第19条（不公正な取引方法の禁止）の規定に違反して景品類を提供してはならない。

（公正取引協議会）

第7条 この規約の目的を達成するため，医療用医薬品製造販売業公正取引協議会（以下「公正取引協議会」という。）を設置する。

2 公正取引協議会は，この規約に参加する事業者（以下「事業者」という。）をもって構成する。

3　公正取引協議会は，次の事業を行う。
　(1)　この規約の周知徹底に関すること。
　(2)　この規約についての相談，指導及び苦情処理に関すること。
　(3)　この規約の規定に違反する疑いがある事実の調査に関すること。
　(4)　この規約の規定に違反する事業者に対する措置に関すること。
　(5)　不当景品類及び不当表示防止法及び公正取引に関する法令の普及並びに違反の防止に関すること。
　(6)　関係官公庁との連絡に関すること。
　(7)　その他この規約の施行に関すること。
（事業者の協力義務）
第8条　事業者は，この規約を円滑に実施するため，公正取引協議会に協力しなければならない。
（違反に対する調査）
第9条　公正取引協議会は，第3条の規定に違反する事実があると思料するときは，関係者を招致して事情を聴取し，関係者に必要な事項を照会し，参考人から意見を求め，その他の事実について必要な調査を行うことができる。
2　事業者は，前項の規定に基づく公正取引協議会の調査に協力しなければならない。
3　公正取引協議会は，第1項の調査に協力しない事業者に対し，当該調査に協力すべき旨を文書をもって警告し，これに従わない者に対しては，10万円以下の違約金を課し，又は除名処分をすることができる。
（違反に対する措置）
第10条　公正取引協議会は，第3条の規定に違反する行為があると認められるときは，その違反行為を行った事業者に対し，その違反行為を排除するために必要な措置を採るべき旨，その違反行為と同種又は類似の違反行為を再び行ってはならない旨，その他これらに関連する事項を実施すべき旨を文書をもって警告することができる。
2　公正取引協議会は，前項の規定による警告を受けた事業者がこれに従っていないと認めるときは，当該事業者に対し100万円以下の違約金を課し，若しくは除名処分をし，又は消費者庁長官に必要な措置を講ずるよう求めることができる。
3　公正取引協議会は，前条第3項又は前二項の規定により，警告し，違約金を課し，又は除名処分をしたときは，その旨を遅滞なく文書をもって消費者庁長官に報告するものとする。
（違反に対する決定）
第11条　公正取引協議会は，第9条第3項又は前条第2項の規定による措置（警告を除く。）を採ろうとする場合には，採るべき措置の案（以下「決定案」という。）を作成し，これを当該事業者に送付するものとする。
2　前項の事業者は，決定案の送付を受けた日から10日以内に公正取引協議会に対して文書によって異議の申立てをすることができる。
3　公正取引協議会は，前項の異議の申立てがあった場合には，当該事業者に追加の主張及び立証の機会を与え，これらの資料に基づいて更に審理を行い，それに基づいて措置の決定を行うものとする。
4　公正取引協議会は，第2項に規定する異議の申立てがなかった場合には，速やかに決定案の内容と同趣旨の決定を行うものとする。

（施行規則の制定）

第12条　公正取引協議会は，この規約の実施に関する事項について施行規則を定めることができる。

2　施行規則を定め，又は変更しようとするときは，事前に消費者庁長官及び公正取引委員会の承認を受けるものとする。

4 医療用医薬品製造販売業における景品類の提供の制限に関する 公正競争規約施行規則 (公正競争規約施行規則)

昭和59年4月16日公正取引委員会承認
改定　平成4年1月17日公正取引委員会承認
改定　平成9年8月11日公正取引委員会承認
改定　平成17年3月24日公正取引委員会承認
改定　平成23年1月21日公正取引委員会・消費者庁長官承認

(用語の意味)

第1条　医療用医薬品製造販売業における景品類の提供の制限に関する公正競争規約 (以下「規約」という。) 及びこの施行規則で用いる用語の意味は，それぞれ次のとおりとする。

1　規約第2条第1項の「施行規則で定める医薬品」とは，体外診断用医薬品を除く医療用医薬品とする。

2　薬価基準収載医薬品はすべて医療用医薬品に含まれるが，薬価基準に収載されていない医薬品であっても，医療機関等において医療のために使用されるものは医療用医薬品に含まれる。

3　規約第2条第2項の「医療用医薬品製造販売業者」には，特定の医療用医薬品製造販売業者の委託を受けて医療用医薬品のプロモーション活動を行う事業者を含む。

4　規約第2条第3項の「医療機関等」には，医療機関等に所属する医師，歯科医師，薬剤師その他の医療担当者及び医療機関等の役員，従業員その他当該医療機関等において医療用医薬品の選択又は購入に関与する者 (「医療業務関係者」) を含む。

(試用医薬品提供基準)

第2条　規約第5条第3号の試用医薬品提供基準は，次のとおりとする。

1　試用医薬品の区分及び定義

　「試用医薬品」とは，次に掲げる区分に従い，医療機関等に無償で提供する医療用医薬品をいう。

　(1)　製剤見本

　　医療担当者が当該医療用医薬品の使用に先立って，剤型及び色，味，におい等外観的特性について確認することを目的とするもの

　(2)　臨床試用医薬品

　　医療担当者が当該医療用医薬品の使用に先立って，品質，有効性，安全性，製剤的特性等について確認，評価するために臨床試用することを目的とするもの

2　提供基準

　(1)　製剤見本

　　①　包装単位は製剤見本の目的に応じた最小包装単位とする。

　　②　提供量は，製剤見本の目的に応じた必要最小限度とする。

　　③　卸売業者を経由して提供する場合は，提供先医療機関等を指定する。

　(2)　臨床試用医薬品

　　①　臨床試用を行おうとする医師等の書面による要請があった場合に限って提供する。

　　②　医師等が所属医療機関等において臨床試用を行うために提供するものであり，従って薬

局に対しては提供しない。

③　医療用医薬品製造販売業者の医薬情報担当者が医療機関等に対する情報提供に伴って自ら提供するものであり，従って医療用医薬品卸売業者を経由する提供はしない。

④　包装単位は，当該商品の最小包装単位とする。

⑤　提供期限は，薬価基準収載の時から1年とする。

⑥　提供量は，臨床試用の目的に応じた必要最小限度とする。

（症例報告に対する報酬等）

第3条　規約第5条第4号の製造販売後の調査・試験等における症例報告の報酬等については，次の基準による。

(1)　「症例報告」とは，医師等が，医療用医薬品製造販売業者の依頼に応じて，特定の種類の市販後医薬品を実際に使用した症例について，当該医療用医薬品の有効性，安全性及び品質に関する一定の事項を所定の調査票に記載し，報告することをいう。

(2)　症例報告の報酬を名目にした，自社医薬品の選択又は購入を誘引する手段としての金銭提供であってはならない。そのため，次の事項を遵守しなければならない。

①　調査対象医薬品を採用・購入していない医療機関等に症例報告を依頼しない。

また，調査対象医薬品の採用・購入の継続又は購入量の増加を条件として依頼しない。

②　調査予定症例数は，調査目的又は調査内容に照らして適正な数とする。

③　調査の目的を十分に果たし得る医療機関等に依頼する。

④　調査目的，調査内容に照らして，依頼先が特定の地域，特定の種類の医療機関等に偏らないようにする。

⑤　医療機関又は医師等の実際の診療例に比して過大な数の依頼をしない。

⑥　症例報告の依頼は文書で行う。

⑦　症例報告の報酬の額は，合理的に算定された客観的な適正な額を超えてはならない。また，同一内容の調査票で，依頼先の医療機関等により報酬額に差を付けてはならない。

⑧　報酬は，調査目的に照らして必要なすべての項目に必要な事項が完全に記載された調査票に対して支払う。

⑨　上記⑧の調査票を受け取る前に報酬を支払ってはならない。ただし，国立又は地方公共団体立の医療機関等に委託する場合などにおいて，契約の確実な履行を条件に対価を前払いする旨を約束したときは，この限りでない。

（自社医薬品の講演会等）

第4条　規約第5条第5号の自社医薬品の講演会等における景品類等の提供については，次のことに留意する。

(1)　この「講演会等」とは，説明会，研究会等の名称のいかんを問わず，複数の医療機関等を対象として，自社医薬品に関する説明を行うことを目的とする会合をいう。

(2)　開催地，会場その他開催方法について招待旅行又はきょう応と誤解されないよう留意しなければならない。

(3)　医療機関等の出席者に対してこの会合への出席のために必要な費用（交通費・宿泊費）を提供することは，差し支えない。また，この会合における講演等を依頼した講師等に対して報酬・費用を支払うことは，差し支えない。

(4)　会合に付随する華美，過大にわたらない接待は，差し支えない。

(少額の景品類の提供など)

第5条　次のような経済上の利益の提供は，景品類に該当する場合であっても，規約第3条の規定に違反することはない。

　⑴　少額で，正常な商慣習に照らして適当と認められる範囲を超えない景品類

　⑵　慣例として行われる親睦の会合に際して提供する社会通念上華美，過大にわたらない贈答，接待

　⑶　慣例として行われる自己又は医療機関等の記念行事に際して提供する社会通念上華美，過大にわたらない贈答，接待

(細則)

第6条　公正取引協議会は，規約及びこの施行規則を実施するため，消費者庁長官及び公正取引委員会に届け出て運用基準又は手続に関する細則を定めることができる。

5　医療用医薬品製造販売業における景品類の提供の制限に関する公正競争規約運用基準 (運用基準)

Ⅰ　規約第3条の運用基準 (景品類提供の制限の原則に関する運用基準)

Ⅰ－1　景品類提供の原則に関する基準

平成10年1月20日公正取引委員会届出
改定　平成12年6月21日公正取引委員会届出
改定　平成16年5月25日公正取引委員会届出
改定　平成17年12月22日公正取引委員会届出
改定　平成27年12月11日公正取引委員会・消費者庁長官届出

公正競争規約 (以下「規約」という。) 第3条に規定する景品類提供の制限の原則は，次の基準による。

1. 医療用医薬品製造販売業者 (以下「製造販売業者」という。) が医療機関等及び医療担当者等に対して景品類を提供する行為は，医療用医薬品の取引を不当に誘引する手段としない限り，原則として制限されない。

　なお，規約第2条第5項のただし書で規定する「正常な商慣習に照らして値引又はアフターサービスと認められる経済上の利益及び正常な商慣習に照らして医療用医薬品に附属すると認められる経済上の利益」は景品類には含まれないので規約による制限を受けない。

2. 「医療機関等に対する景品類提供」に当たるかどうかについての判断基準

　規約第3条は，医療機関等及び医療担当者等に対する景品類提供の制限の原則を定めたものであるが，医療機関等及び医療担当者等に該当しない場合であっても，その組織の実態及び提供方法によっては規約の対象になる場合がある。以下にその判断基準を示す。

(1)　医療機関等及び医療担当者等に対する景品類提供に当たる場合

1)　規約第2条第3項で規定する以下のもの

① 病院及び診療所

② 介護老人保健施設

③ 薬局 (一般に「薬局」という。「薬店，薬種商」は含まれない。)

④ その他医療を行うもの (疾病の予防，検診などの業務を行う保健所，地方公共団体 (学校)，健康保険組合など)

2)　施行規則第1条第4号で規定する以下のもの

① 医療担当者：上記1) に所属する医師，歯科医師，薬剤師，看護師，検査技師等

② 医療機関等の役員

③ 医療業務関係者：上記1) において実際に医薬品の購入業務を担当し，医薬品の選択又は購入に関与している者

3)　上記2) の家族などに対する提供は，医療担当者等に対する景品類の間接提供になる場合がある。

(2)　医療機関等及び医療担当者等に対する景品類提供に当たらない場合

1) 医療機関等に該当しない法人

　　医療機関等に該当しない法人，団体又は個人に対する景品類の提供は，原則として規約で制限されない。

2) 団体・学会等

　　医療機関等の施設を会員とする団体，又は医療担当者等個人を会員とする学会等の団体であっても，その団体自体は，規約第3条でいう「医療機関等」に当たらない。

　　したがって，これらの団体に対する景品類の提供は，原則として医療機関等及び医療担当者等に対する景品類の提供に当たらない。

　　ただし，団体（学会等）に対する景品類の提供であっても，団体の実質を備えていない組織への景品類の提供は，医療機関等及び医療担当者等に対する景品類の提供になり規約の対象となる。

　　以下に団体の実質を備えている組織か否かを判断する団体性の判断基準を示す。

〔団体性の判断基準〕

　　組織が医療機関等及び医療担当者等とは別個の団体であると認められるためには，以下の要件を満たさなければならない。

　　a．異なる医療機関等に所属する多数の医療担当者等の組織，あるいは主として医療担当者等以外の者の組織に医療担当者等が関与している場合であって，単に親睦や娯楽を目的とする組織ではなく他の明確な目的を有した組織であること。

　　b．会則等の組織規定，総会等の意思決定機関を持ち，会長，代表幹事等の代表者の定めがあること。

　　c．独立会計を行っていること（会費を徴収し，その他の収入，運営費用の支出等に関する財務・会計の規定を持ち，会員個人及び会員の所属する各医療機関等とは別個独立の経理を行い，収入は専ら組織の運営・維持のために用いられること。）。

　　d．明確な事業計画を有し，定例的に事業目的に則った活動が行われること。

　　e．医療担当者等の所属する医療機関等の通常の医療業務や医療機関等の広告・宣伝，受診勧誘を目的とする組織でないこと。

　　f．医療機関等が所属する医療担当者等のための研修と同様の内容を行う組織でないこと。

　　g．参加医療担当者等の医学知識・医療技術・その他関連知識等の修得・向上の共同研修を主目的とする組織でないこと。

(3) 上記(1)，(2)以外の場合の考え方

1) 医局

　　医療機関等に所属する医療担当者を構成員とするいわゆる"医局"に対する景品類の提供は，次のように考える。

　　① その景品類が医局を経由しても，当該医療機関等に正規に受け入れられる場合は，医療機関等に対する景品類の提供としてその当否が判断される（例えば，科〔医局〕が主催して地域の医療機関等の医療担当者を集めて講演会をする時に開催費用等を提供する場合など，医局が主体で行うが，実態は施設として行う場合）。

　　② ①以外の場合は，医局の構成員である医療担当者個人に対する景品類の提供としてその当否が判断される。

2) 間接提供

① 非医療機関等及び非医療担当者等を経由

　医療機関等に該当しない法人，団体又は個人に対する景品類の提供であっても，次の場合は，医療機関等及び医療担当者等に対する景品類の提供になる。

　a．その法人，団体の会員である医療機関等，又はその法人，団体若しくは個人の関係医療機関等が，景品類を提供する製造販売業者の医療用医薬品を購入することを条件とするなど，これらの医療機関等との取引を不当に誘引する手段として行われる場合

　b．製造販売業者が，医療機関等に該当しない法人，団体又は個人に提供する景品類を配分又は供与させる場合

② 卸売業者を経由

　製造販売業者が，卸売業者に景品類を供与してこれを医療機関等及び医療担当者等に提供するよう指示する場合，又は製造販売業者が，卸売業者が医療機関等及び医療担当者等に提供するものであることを知りながら卸売業者にその景品類を供与する場合は，製造販売業者が医療機関等及び医療担当者等に対して景品類を提供したことになる。

3）肩代わり

　医療機関等及び医療担当者等が本来負担すべき債務・費用等を製造販売業者が支払うことは肩代わりとなる。

① 債務

　医療機関等及び医療担当者等の金銭債務を代わって支払うことは，当該医療機関等及び医療担当者等に対する金銭提供に当たる。

② 費用

　医療機関等及び医療担当者等が自ら負担すべき費用を代わって支払うことは，実質的に当該医療機関等及び医療担当者等に対する金銭提供に当たる。

3. 規約第3条の「取引を不当に誘引する手段」とは，医療機関等及び医療担当者等に提供する景品類の額及び提供の方法が，当業界における正常な商慣習に照らして適当と認められる範囲を超える場合をいう。

(1) 正常な商慣習とは，必ずしも当業界において現に行われている商慣習をいうのではなく，公正な競争秩序維持の見地から是認される商慣習をいい，最終的には公正な競争秩序を歪めるものであるかどうかの見地から判断される。

(2) 「取引を不当に誘引する手段」と認められない経済上の利益

1）規約第5条第1号〜第5号に該当するもの

2）施行規則第5条に規定する少額の景品類の提供など

3）製造販売業者が開催する講演会等

　製造販売業者が，医療担当者等を対象として，自社医薬品に関連する講演会等を開催することは，規約上制限されない。

　製造販売業者が，医療担当者等を対象として，自社医薬品に関連しない講演会等を開催する場合には，会合費用以外の景品類を提供することはできない。

4）広告料

　広告料は，広告宣伝という役務の対価として支払う金銭であり，それ自体は景品類に該当しない。したがって，広告料として相応の対価を支払うことは，規約で制限されない。ただし，広告料に名を借りて提供する金銭は景品類に該当し，規約の制限を受ける。

　　通常，一般的な広告募集は出版社，広告代理店等が広告主から広告を集めるものであり，その限りにおいては医療用医薬品の取引において関連がないために問題は発生しない。しかし，医療機関等及び医療担当者等が作成する媒体への広告は，医療機関等及び医療担当者等が広告と称して金銭を集め，又は医療機関等及び医療担当者等に入金するために規約上の判断が必要となる。

①　医療機関等及び医療担当者等で作成し配布する機関誌，研究誌，名簿等に製造販売業者が広告（社名広告を含む。）を掲載し，その広告料として相応の対価を支払うことは，景品類提供にならないので，規約で制限されない。ただし，医薬品等適正広告基準に適合するものでなければならない。

　　なお，医療機関等が独自に作成する物で，配布対象がその医療機関等に所属する医療担当者等及びその他の従業員に限られ，その施設内で専ら使用される場合は，広告媒体とはみなさない（例えば，院内医薬品集，職員名簿等が該当する。）。

②　医療機関等が病気の治療，予防の教育用に作成し，患者，健康診断受検者等の多数の者に配布・展示する印刷物，スライドその他の広報用資材に広告を掲載し，その広告料として相応の対価を支払うことも，①と同様である（ただし，下記③に該当する場合を除く。）。

③　本来医療機関等が自ら費用を負担して作成すべき設備，物品（病院案内，待合室のいす，テレビなど）の経費を製造販売業者に肩代わりさせるために形式的に社名等を掲載する場合は，広告料などの名目で支払っても，規約に違反する金銭提供に当たる。

④　広告料の支払と称しても，広告掲載の対価としての相応の額を超える場合は，規約に違反する金銭提供に当たる。

⑤　広告要請があった場合は，広告募集案内等で内容を確認し，実質的に広告であるかどうかを判断する。広告募集案内には，媒体名，媒体趣旨・内容，発行部数，配布対象（広告対象），広告スペースごとの料金・募集数，作成諸費用，申込先等が明記されていなければならない。

⑥　製造販売業者は，医療機関等及び医療担当者等に対し広告料を支払ったときは，広告料としての事実を証明する資料を保管する。

5）便益，労務その他の役務

　　規約第2条第5項第4号には景品類として「便益，労務その他の役務」があげられている。「便益，労務その他の役務」には，引越し手伝い，製造販売業者の宿泊施設等の無償利用等が該当する。

　　そして，その内容が過大である場合（海外旅行のガイドをかってでるなど），又はその行為が組織的，継続的である場合などは，規約で制限される。

　　基本的には，その便益，労務の程度が通常の手段で委託（それを業とする業者に委託）した場合等に支払われる正当な価格で判断する。

6）社会的儀礼行為

　　ビジネス社会において，通常，社会的儀礼行為として認められている行為（会食，贈物の提供等）は本来景品類ではないが，当業界では，医療担当者等の医薬品の適正使用や患者と医療担当者等との信頼関係が重要視されることから，その提供方法によっては取引誘引手段となることがあり，景品類としての判断が必要となる。その考え方を以下に示す。

　　　ただし，国家公務員倫理法等の諸法規，医療機関等の院内規程で制限されている場合は
　この限りではない。

①　慰労等の会食

　　　ここでいう慰労等の会食とは，自社医薬品の講演会等や社内研修会の講師等及び会議
　等への参加を依頼した医療担当者等に対する慰労等を目的とするものであり，規約で制
　限されない。

　　　ただし，その内容，程度が華美，過大となる場合には，規約第4条第1号でいう「医
　療用医薬品の選択又は購入を誘引する手段として提供するきょう応」に当たり規約で制
　限される。

②　慶弔

　　　ここでいう慶弔とは，製造販売業者が直接関係する医療担当者等の本人又は本人に関
　わる者の慶事（叙勲祝，結婚祝等），弔事，見舞い，餞別などで，社会的慣例として行
　われるものであり，社会通念上華美，過大にわたらない範囲であれば規約で制限されな
　い。

　　　なお，提供に当たっては，次の点に留意すること。

　　ａ．慶弔に名を借りて金品の提供を行わないこと。

　　ｂ．慶弔をプロモーションの手段としないこと。

③　中元・歳暮等

　　　通常，社会的儀礼として行われる中元・歳暮，上司等が訪問する際の手土産等の提供
　は，正常な商慣習に照らして適当と認められるものであり，規約で制限されない。

　　　ただし，その内容，程度が華美，過大なものは，不当に取引を誘引する手段とみなさ
　れ，不当な景品類として規約で制限される。

(3)　製造販売業者が拠出する寄附金が，医療用医薬品の「取引を不当に誘引する手段」となる
　か否かは，別に定める運用基準Ⅰ-2「寄附に関する基準」により判断する。

4.　景品類を提供する場合の留意事項

(1)　景品類の提供に関連して，製造販売業者側，提供先側のいずれの関係者についても税法，
　刑法その他の法令違反を生じ，又はその疑いを招くことのないよう，留意しなければならな
　い。

(2)　医療機関等からの強い要請により，製造販売業者が規約違反となる景品類を提供する場合
　に，たとえその要請が独占禁止法に違反する可能性が高いものであったとしても，製造販売
　業者の規約違反は免れるものではない。

Ⅰ－2　寄附に関する基準

平成10年1月20日公正取引委員会届出
改定　平成16年5月25日公正取引委員会届出
改定　平成17年12月22日公正取引委員会届出
改定　平成22年3月11日公正取引委員会・消費者庁長官届出
改定　平成26年1月28日公正取引委員会・消費者庁長官届出
改定　平成30年5月21日公正取引委員会・消費者庁長官届出

　寄附が公正競争規約（以下「規約」という。）第3条で制限される景品類の提供に該当するか否かは，本基準による。

第1　原則

1. 当業界における寄附

　一般的に「寄附」とは，取引に関係なく無償で金品を提供することをいい，協賛金，賛助金，援助金その他名称のいかんを問わず，取引誘引の手段として行われる景品類の提供とは結びつかないものである。

　しかしながら，当業界の寄附の実態をみると，医療用医薬品の取引に付随しているものがあることは否めない。したがって，医療用医薬品の取引に付随する寄附は，景品類の提供としての判断が必要となる。

2. 寄附の規約上の考え方

　寄附が形式的に無償とされていても，事実上，「寄附の見返りとして，医療用医薬品の購入に関する有利な取扱い」などの寄附者である医療用医薬品製造販売業者（以下「製造販売業者」という。）側の利益が約束されている場合や，「社会通念を超えて過大となるような寄附の要請に応じること」等，製造販売業者が取引への影響を考慮し応じる場合等は，取引を不当に誘引する手段として規約で制限される。

　例えば「製造販売業者ごとに定められた目標額等の要請に応じること」，「製造販売業者が要請を拒否すれば不利益な取扱いをする旨を示唆され，これに応じること」などが該当する。

　なお，医療機関等及び医療担当者等とは別個の団体等への寄附は，本来，規約で制限されないが，医療担当者等で構成される団体への寄附の場合は，要請者が医療担当者等であることから，取引付随性が否定できないので，医療用医薬品の取引を不当に誘引する手段となるか否かで，その可否を判断する。

3. 取引に付随しない寄附金

　以下の寄附金は医療用医薬品の取引に付随しないものとして扱う。

(1) 広く社会一般から認められる寄附金

　製造販売業者が拠出する寄附金で広く社会一般から認められる寄附金は，規約で制限されない。

(2) 業界団体が行う寄附

　社会的に認められている製造販売業者の団体で取り決めた寄附金の拠出は，規約で制限されない。

「社会的に認められている製造販売業者の団体」とは，相当多数の製造販売業者によって組織され，医療用医薬品業界のための社会的活動を行うものとして「社会的に広く認知されている団体」をいう。

(3)　災害等に際しての寄附金

　製造販売業者が，災害によって被害を受けた医療機関等及び医療担当者等に対して，災害復旧のための寄附金あるいは災害復旧の過程で義援金，災害見舞金として相応の金銭を拠出することは，規約で制限されない。

　1)　義援金等

　　製造販売業者が，災害によって被害を受けた医療機関等に対して災害復旧の過程で義援金として相応の金銭を拠出することは，規約で制限されない。

　2)　見舞金等

　　災害見舞は慶弔の一種とみられるので，被害を受けた医療機関等及び医療担当者等に，社会通念上相応と認められる範囲を超えない災害見舞金等を拠出することは，規約で制限されない。

　3)　医療用医薬品の無償提供

　　従来，自社医薬品を使用していた医療機関等が災害によって医療用医薬品の減失，毀損の被害を受け，まだ卸売業者の医療用医薬品納入が再開されていない場合に，製造販売業者が，その医療機関等の診療再開に際して当面必要とする数量の自社医薬品を当該医療機関等に対して一時的に無償で提供することは，規約で制限されない。

(4)　同一法人の病院以外の部門への寄附金

　医療法第7条の規定に基づいて病院又は診療所（以下この項において単に病院という。）を開設している法人その他の団体（国及び地方公共団体を含む。）が病院経営以外の事業（教育，研究施設等）を併せて行っている場合において，病院事業部門とそれ以外の事業部門の経理をはじめ事業運営が明確に区分されているときは，病院事業部門以外の事業部門に対する寄附金は，原則として取引付随性がなく規約で制限されない。

(5)　その他

　1)　医療機関等及び医療担当者等が関与しない寄附金

　　医療担当者が形式的，実質的に介在していない寄附要請に対する寄附は，医療機関等及び医療担当者等が関与していないことから，取引付随性がなく規約で制限されない。

　2)　海外援助等，取引に付随しない医療用医薬品の提供

　　海外援助等に際しての医療用医薬品の提供は，取引付随性がなく規約で制限されない。

第2　医療機関等及び医療担当者等に対する寄附金

　製造販売業者が医療機関等及び医療担当者等に対して拠出する寄附金は医療用医薬品の取引に付随するが，医療機関等への金銭提供であっても，医学・薬学等の研究，講演会等に対する援助であれば，当業界の正常な商慣習に照らして適当と認められる範囲内であり，医療用医薬品の取引を不当に誘引する手段には当たらず，原則として規約で制限されない。

　一方，医療機関等が自ら支出すべき費用の肩代わりとなるものなどは，取引を不当に誘引する手段として行われる景品類の提供に該当し，規約で制限される。

　以下に，医療機関等及び医療担当者等に対する寄附金について，医療用医薬品の取引を不当に

誘引する手段となるもの及び医療用医薬品の取引を不当に誘引する手段とはならないものの類型を例示する。

1. 拠出が制限される寄附金

以下の寄附金は医療用医薬品の取引を不当に誘引する手段となるため規約で制限される。

(1) 医療機関等が自ら支出すべき費用の肩代わりとなる寄附金

医療機関等が自ら支出すべき費用の肩代わりとなる物品の購入，施設の増改築，経営資金の補填その他当該医療機関等自身の利益のための使用に充てられる寄附金である場合は，医療用医薬品の取引を不当に誘引する手段としての金銭提供に該当し規約で制限される。

ただし，他の項で医療用医薬品の取引を不当に誘引する手段とならないとしている場合は除く。

(2) 医療機関等が行う通常の医療業務に対する寄附金

医療機関等が行う通常の医療業務としての行為は，その行為に対する報酬を得ているか，あるいは，その費用は医療機関等が自ら支出すべきものに該当する。したがって，製造販売業者がその費用を負担することは，医療機関等に対する不当に誘引する手段としての金銭提供となる。

(3) 寄附者である製造販売業者側の利益が約束されている場合

形式的に無償とされていても，事実上，「寄附の見返りとして，医療用医薬品の購入に関する有利な取扱い」などの寄附者である製造販売業者側の利益が約束されている場合

(4) 割当て・強制となる寄附の要請に対して，製造販売業者が取引への影響を考慮し応じる場合

(5) 社会通念を超えて過大となるような寄附金

2. 拠出が制限されない寄附金

以下の寄附金は，医療用医薬品の取引に付随するが取引を不当に誘引する手段とはならないので規約で制限されない。

ただし，前項1に該当する場合は，規約で制限される。

(1) 研究活動への寄附金

研究機能を有する医療機関等が行う研究への援助は，規約で制限されない。

本来，医療機関等及び医療担当者等が研究を行う目的は医学・薬学の進歩のためであり，当該医療機関等及び医療担当者等の利益のためではない。したがって，製造販売業者が拠出する研究に対する援助としての寄附金は，その研究の過程に医療機関における臨床研究が含まれていたとしても医療用医薬品の取引を不当に誘引する手段には当たらず，規約で制限されない。

ただし，自社医薬品に関する臨床研究への金品の支援は，製造販売業者が当該研究に対して何らかの利益を受けることを期待して実施するものと考えられることから，無償で提供する金品とは言えず，また，直接的な処方誘引につながるおそれも否定できないことから，これらを寄附で行うことは，規約で制限される。この場合は，Ⅲ-4「調査・研究委託に関する基準」に照らして判断する。

1) 大学附属病院に所属する医療担当者が関与する当該大学への学術研究目的の寄附金

① 大学に対する教育・研究等の奨学を目的とする寄附金は，原則として規約で制限されない。

②　大学に正式に受け入れられるものであっても，附属病院に所属する医療担当者が関与する場合は，その病院に対して医療用医薬品の取引を不当に誘引する手段となるおそれがある。よって，附属病院に所属する医療担当者が関与する当該大学への寄附金は，次の要件を全て満たさなければならない。

　　ａ．寄附金は各大学の会計規定等に基づいて受け入れられること。

　　ｂ．その使途を具体的な学術研究目的に指定すること。

　　　（目的指定が変更される場合は，事前に報告を受けることを条件とする。）

　　ｃ．その研究結果の簡単な報告を入手すること。

③　学術研究目的の寄附金を拠出する場合の留意事項

　　大学附属病院に勤務する医療担当者個人に対する調査，研究の援助のための寄附は原則として行わない。

2)　法令上研究機能を併せ有する病院への寄附金

　　法令に基づき研究機能を併せ有するものと定められている病院に対し，使途を学術研究目的に限定して拠出する寄附金は，原則として規約で制限されない。

　　ただし，法令に基づき研究機能を併せ有するものと定められていても，当該寄附金は医療機関への金銭提供であるため，その病院に対して医療用医薬品の取引を不当に誘引する手段となるおそれがある。よって，法令上研究機能を併せ有する病院への寄附金は，次の要件を全て満たさなければならない。

①　寄附金は各医療機関の寄附金の受入れ規定等に基づいて受け入れられること

②　その使途を具体的な学術研究目的に指定すること

　　（目的指定が変更される場合は，事前に報告を受けることを条件とする。）

③　その研究結果の簡単な報告を入手すること

3)　医療機関を開設する法人の研究部門（研究所）への寄附金

　　医療機関を開設する法人の研究部門（研究所）への寄附金は，当該研究部門の事業運営が病院部門と明確に区分されている場合には，原則として規約で制限されない。

　　ただし，当該寄附金は医療機関も開設する法人への金銭提供であるため，その医療機関に対して医療用医薬品の取引を不当に誘引する手段となるおそれがある。よって，医療機関を開設する法人の研究部門への寄附金は，次の要件を全て満たさなければならない。

①　該当する施設の要件

　　ａ．法人の事業内容に医学・薬学に関する研究の項があること

　　ｂ．研究部門が同一法人の医療機関とは組織上別個独立していること。

　　ｃ．組織規定に定める研究員が研究部門に在籍していること。

　　ｄ．前年度の研究報告書等で実際に研究活動が行われていることが確認できること。

②　拠出に際しての要件

　　ａ．寄附金は法人の正規会計部門に受け入れられ，研究部門の研究で使用されること。

　　ｂ．その使途を具体的な学術研究目的に指定すること。

　　ｃ．その研究結果の簡単な報告を入手すること。

4)　製造販売業者が医療担当者の医学・薬学等の研究を公募し助成する寄附金

　　製造販売業者が公募し医療担当者の医学・薬学等の研究に対し寄附（研究助成及び褒賞）する場合は，以下の要件を全て満たすことにより公平性，透明性を確保できれば，医療用

医薬品の取引を不当に誘引する手段には当たらず，規約で制限されない。

① 募集方法：公募すること
（学会誌，ポスター，ホームページなど）

② 募集内容：応募期間，件数，金額基準などを明示すること

③ 募集テーマ：医学・薬学的研究テーマであること
（自社医薬品に特化したテーマでないこと）

④ 募集対象：医療機関等の推薦又は承認を受けていること

⑤ 審査方法：公正であること（例えば，選考委員は公認された学会からの推薦を受けた
複数の専門家であること。自社が関与する研究会の世話人や自社の社員に
よる選考は，公正であるとは言えない）

⑥ 審査結果：公募した媒体と同様のもので公表すること

⑦ 結果報告：研究に対する助成の場合は，その研究結果の報告を求めること

(2) 講演会等への寄附金

医療機関等が行う講演会等は，医学・薬学の知識の普及や公衆衛生の向上が目的であり，当該医療機関等の利益を目的としたものではない。したがって，医療機関等が行う講演会等に対する援助としての寄附は，以下に該当する場合には，医療用医薬品の取引を不当に誘引する手段には当たらず，規約で制限されない。

1) 当該医療機関等以外の医療担当者に対する講演会等への寄附金

医療機関等が当該医療機関等以外の医療担当者に対して広く参加の機会を提供して行う研究成果の発表，講演会等への寄附金は，医療用医薬品の取引を不当に誘引する手段には当たらず，規約で制限されない。

2) 一般人を対象として行う講演会等への寄附金

医療機関等が一般人を対象として，病気の予防，衛生知識の普及，公衆衛生の向上等を目的として行う講演会等への寄附金は，医療用医薬品の取引を不当に誘引する手段には当たらず，規約で制限されない。

(3) その他取引を不当に誘引する手段とは認められない寄附金

1) 地方自治体が病院を誘致する場合

地方自治体が病院誘致事業として，議会で選定した事業者の病院建設資金に助成する場合がある。病院建設資金を製造販売業者が寄附することは，原則として規約で制限されるが，地方自治体が病院誘致をする場合に限って，下記の要件を満たせば，医療用医薬品の取引を不当に誘引する手段には当たらず，規約で制限されない。

① 地方自治体からの助成があること

② 募集する寄附金額の総事業費用に占める割合が少ないこと

③ 寄附金を広く一般にも募っていること

2) 大学の周年事業に附属病院の増改築が含まれる場合

本来，大学の主たる設立目的は教育・研究にあり，その基盤整備を図る目的で大学が行う周年事業に対する寄附は原則として規約で制限されない。

しかし，周年事業に附属病院の増改築が含まれる場合がある。

このような附属病院を有する大学の周年事業に対し製造販売業者が寄附金を拠出しても，下記の要件を満たせば，医療用医薬品の取引を不当に誘引する手段には当たらず，規

約で制限されない。

① 附属病院の増改築が周年事業の一部であること

② 募集する寄附金額の総事業費用に占める割合が適正であること

③ 寄附金を広く一般にも募っていること

3）医学部の周年事業，記念事業への寄附

医学部等，大学の各学部はそれぞれが大学本体の管理のもと，独立した運営を行っていることから，医学部の周年事業，記念事業へ拠出した寄附金が真に学生の教育に資するものである限り，医療用医薬品の取引を不当に誘引する手段に当たらず，原則として規約で制限されない。

4）大学の医学部等への医療用医薬品の無償提供

大学の医学部等より，学生の授業に資する医療用医薬品の無償提供については，その寄附要請が大学の医学部等からのものであっても，真に学生の授業に資するものである限り，原則として附属病院における医療用医薬品の取引を不当に誘引する手段とは認められないため，規約で制限されない。

5）大学内奨学基金，教育・養成目的の寄附金

大学が特定の目的のために集める資金として，学生の教育や若手研究者の養成目的に集める資金がある。大学の主たる設立目的は教育・研究にあり，大学に対する教育・研究等を目的とする寄附金は原則として規約で制限されない。

しかし，このような支援資金は，大学院生や研修医を含む若手研究者等の医療担当者が対象であり，結果的に医療担当者個人に渡ることになる。したがって，支援目的が妥当であり，応募・募集の機会が対象者に平等に与えられ，選考に際して予め当該大学の総意により定められた基準に則って公平に行われ，結果が公表されるなど，公平性・透明性が担保されていることが必要である。

(4) その他留意事項

1）形式上，寄附金の受入れ窓口が非営利法人の場合

大学若しくは法令上研究機能を併せ有する病院に寄附金の受入れ規定がなく，又は，受入れ規定があっても，設置者である国，地方公共団体及び当該医療機関が製造販売業者からの寄附金を非営利法人経由で受け入れることを認めている場合は，下記事項を確認すること。

① 非営利法人の寄附金の受入れ及び非営利法人の病院に対する助成が非営利法人の事業目的に合致すること

② 非営利法人の寄附金の受入れ及び病院に対する金銭拠出の手続が非営利法人の経理上，税務上適正であること

第3　団体に対する寄附金

規約運用基準Ｉ－1「景品類提供の原則に関する基準」では，「医療機関等の施設を会員とする団体又は医療担当者等個人を会員とする学会等の団体であっても，その団体自体は，規約第3条でいう『医療機関等』に当たらない。したがって，これらの団体に対する景品類の提供は，原則として医療機関等及び医療担当者等に対する景品類の提供に当たらない」としている。

しかしながら，これらの団体は医療機関等又は医療担当者等個人を会員としているため，ま

た，寄附要請が医療担当者からなされるため，これらの団体に対する寄附は，取引付随性が否定できない。

したがって，これらの団体への寄附金拠出に際して，寄附本来の趣旨を逸脱して，個々の医療機関等及び医療担当者等に対する医療用医薬品の取引を不当に誘引する手段となる場合は，規約で制限される。

1. 団体に対する寄附金拠出

(1) 団体には，本基準でいう団体性が認められる組織と，それが認められない組織がある。したがって，医療機関等及び医療担当者等とは別個の団体であるかどうかを，〔団体性の判断基準〕により判断する。

(2) 団体の活動内容による寄附金の整理

団体に対する寄附には学会等の会員を対象とした会合開催に対するものと，学会等のそれ以外の活動に対するものがある。

医療機関等及び医療担当者等とは別個と認められた団体に寄附金を拠出するに当たっては，募金趣意書等を事前に入手し，募金の目的が当該団体等の事業目的に合致しているかなどを確認するとともに，活動内容や活動資金（適正な会費，など）等によりその団体が適正に運営されていることを確認する。

ただし，団体の活動内容に，自社医薬品を指定して実施する臨床研究が含まれる場合，当該研究への金品の支援は，製造販売業者が当該研究に対して何らかの利益を受けることを期待して実施するものと考えられることから，無償で提供する金品とは言えず，また，直接的な処方誘引につながるおそれも否定できないことから，これらを寄附で行うことは，規約で制限される。この場合は，Ⅲ－4「調査・研究委託に関する基準」に照らして判断する。

(3) 学会等の会員を対象とした会合開催に対する寄附

学会等の会合開催に際し，参加する医療担当者の個人費用には寄附を拠出することはできない。

その為に，募金趣意書等を事前に入手し，寄附金が適正に使用されることを確認する。

なお，寄附金を拠出した場合は，会終了後に決算報告書を入手し，拠出した寄附金が適正に使用されたことを確認する。

2. 取引を不当に誘引する手段となるもの

医療機関等及び医療担当者等とは別個の団体であっても，下記に該当する場合には，個々の医療機関等及び医療担当者等に対する医療用医薬品の取引を不当に誘引する手段となり，規約で制限される。

(1) 間接提供となる寄附

医療機関等及び医療担当者等とは別個の団体に対する寄附であっても，医療機関等及び医療担当者等に対する景品類の間接提供となる場合は，規約で制限される。

(2) 割当て・強制となる寄附

団体の構成員である医療担当者等が，医療用医薬品の取引を背景として寄附を強制的に割り当て，製造販売業者が取引への影響を考慮し応じる場合は，規約で制限される。

(3) その他取引を不当に誘引する手段となるもの

上記(1)(2)以外に，本基準第2－1に該当する寄附は，原則として規約で制限される。

3．団体に対するその他寄附の考え方
　⑴　学会会合に際しての労務提供
　　　学会会合に際しての労務提供は過大にわたらない範囲において，公正かつ透明な手続に従って行う。
　⑵　賛助会費
　　　医療機関等及び医療担当者等の相手方が主催する研究会等の団体に製造販売業者が賛助会員として加入し，会費（いわゆる賛助会費）を支払う場合は，その会費の使途が会の基本的運営のための「通常会費」であるか，「通常会費以外の会費」であるかによって，その拠出の可否が判断される。
　　1）　通常会費
　　　　正会員・賛助会員が構成員として会の運営等のために経常的に要する費用の分担金として支出する会費（賛助会費を含む。以下同じ。）は，企業活動を行う上において必要な経費として税法上損金扱いになるものであり，不当な取引誘引の手段として取引に付随して提供する経済上の利益に当たらない。したがって，その会費自体は景品類に該当せず，規約で制限されない。
　　2）　通常会費以外の会費
　　　　上記1）の「通常会費」以外の会費は，名目のいかんにかかわらず規約上は景品類としての金銭提供に当たる場合があるため，提供の可否についてはその会費と称される内容の実質が何に当たるのかによって判断する。
4．団体に対する寄附金拠出に際しての留意事項
　拠出の相手方が当該団体の組織であって，代表者である個人ではないことを明確にして拠出する。

第4　その他留意事項
1．非営利法人に対する寄附
　　非営利法人に対する寄附については，その法人の設立目的，事業・活動内容，構成員，寄附要請の状況等多面的に確認し，医療用医薬品の取引付随性がある場合は，本基準第1〜第3に照らして判断する。
2．本基準第1〜第3で明確になっていない場合や判断し難い寄附金については，新たに，当該寄附金が取引に付随するかどうか，取引に付随するとした場合であっても取引を不当に誘引する手段と認められるかどうかで判断することとする。

Ⅱ　規約第4条の運用基準 (提供が制限される例に関する運用基準)

平成10年1月20日　公正取引委員会届出

改定　平成16年5月25日　公正取引委員会届出

改定　平成17年12月22日　公正取引委員会届出

改定　平成27年12月11日　公正取引委員会・消費者庁長官届出

公正競争規約 (以下「規約」という。) 第4条に規定する以下の項目については提供が制限される。

1. 規約第4条第1号に規定する「医療機関等に所属する医師, 歯科医師その他の医療担当者に対し, 医療用医薬品の選択又は購入を誘引する手段として提供する金品, 旅行招待, きょう応等」は, 規約で提供が制限される不当な景品類に該当する。なお, 提供の相手方が, 施行規則第1条第4号に規定する「医療業務関係者」及び医療担当者等の家族の場合も同様に規約で提供が制限される。

　　この規約第4条第1号で例示する「金品」「旅行招待」「きょう応」とは, それぞれ, 次のとおりである。

　(1)　金品

　　　ここでいう「金品」とは, 医療担当者等個人に対して, 医療用医薬品の選択又は購入を誘引する手段として提供する金銭及び物品をいい, 規約で提供が制限される。

　　　ただし, 景品類に該当しない金品, 例えば, 講演, 執筆等の依頼した仕事の報酬・費用として支払う金銭等は, 規約第4条第1号の金品には該当せず, 規約で制限されない。

　(2)　旅行招待

　　　ここでいう「旅行招待」とは, 医療担当者等個人に対して, 医療用医薬品の選択又は購入を誘引する手段として提供される景品類であって, 国内旅行であれ海外旅行であれ, 規約で制限される。また, 旅行に関わる必要経費の一部を医療用医薬品製造販売業者が負担する場合 (優待) であっても同様に規約で提供が制限される。

　　　ただし, 医療担当者等個人に対し業務を依頼あるいは委託する場合, その業務の目的や内容に客観的な合理性が認められるときに旅費 (交通費, 宿泊費) を医療用医薬品製造販売業者が負担することは, ここでいう「旅行招待」に該当せず, 規約で制限されない。

　(3)　きょう応

　　　飲食物や娯楽等の提供それ自体を目的とし, 「医療用医薬品の選択又は購入を誘引する手段として提供するきょう応」は不当な景品類の提供として規約で制限される。

　　　これに対し, 医療担当者等に対して, 飲食店等で医薬情報活動を行う場合に医療担当者等一人当たり5千円 (消費税を除く。) を超えない範囲で飲食の提供を行うことは, 「医療用医薬品の選択又は購入を誘引する手段として提供するきょう応」には該当せず, 規約で制限されない。

　　　また, 講演会等の役割者, 社内研修会の講師等, 会議等への参加を依頼した医療担当者等に対する慰労等を目的とした飲食提供については, 通常, 社会一般的に行われているものであり, 規約で制限される景品類には該当しない。

　　　ただし, その飲食提供が華美, 過大となる場合には, 「医療用医薬品の選択又は購入を誘引する手段として提供するきょう応」に当たり, 規約で制限される。

2.　規約第4条第2号に規定する「医療機関等に対し，医療用医薬品の選択又は購入を誘引する手段として無償で提供する医療用医薬品」は，規約で提供が制限される。したがって，医療用医薬品の選択又は購入を誘引する手段として提供する場合は，その名目が研究用であれ，臨床用であれ，また，医療機関等の保険請求の有無にかかわらず，規約第4条第2号に規定する「無償で提供する医療用医薬品」に該当し，規約で提供が制限される。

　　ただし，研究目的（製剤学的研究：製剤の崩壊試験や溶解試験等，臨床に用いられないもの，動物実験：医学・薬学的研究のために使用する動物実験用）等に医療用医薬品を無償で提供する場合は，医療用医薬品の選択又は購入を誘引する手段としての提供に当たらないので，規約で提供が制限されない。

Ⅲ　規約第5条の運用基準（提供が制限されない例に関する運用基準）

Ⅲ－1　必要・有益な物品・サービスに関する基準

平成10年1月20日公正取引委員会届出
平成17年3月29日正取引委員会届出

　規約第5条第1号で規定された「医療機関等における自社の医療用医薬品の使用に際して必要な物品若しくはサービス又はその効用，便益を高めるような物品若しくはサービスの提供」は，次の基準による。

　ただし，医学・薬学的情報の提供に関するものは「医学・薬学的情報に関する基準」の規定による。

1.　規約第5条第1号でいう「医療機関等における自社の医療用医薬品の使用に際して必要な物品若しくはサービス」とは，当該医薬品の本来の効能を十分に発揮させるため，あるいは当該医薬品を使用・利用するため必要な物品若しくはサービスのうち，特別に付加された特典という認識を持たないものであって，次の要件を備えたものをいう。
   (1)　当該商品の専用品であり，代替がきかないこと。
   (2)　当該商品と別個に市販されることが一般的になっていないこと。
   (3)　患者，診療報酬等から医療機関等に収入が考えられないこと。
   (4)　相手先によって提供内容，提供方法等に差異が生じないこと。
   (5)　医療機関等において，使用目的以外の使用が考えられないこと。
   (6)　その他不当な取引誘引にならないこと。
2.　規約第5条第1号でいう「自社医薬品の効用，便益を高めるような物品若しくはサービス」とは，当該医薬品の保管・使用の際，その有効性，安全性及び品質を確保するためまたは利便性を高めるため必要な物品もしくはサービスであって，次の要件を備えたものをいう。
   (1)　当該医薬品を販売する製造販売業者が提供することに妥当性があること。
   (2)　当該物品または当該行為について，診療報酬が設定されていないこと。
   (3)　当該医薬品との関連において，提供側と相手側の双方にメリットがあること。
   (4)　その他不当な取引誘引にならないこと。

Ⅲ－2　医学・薬学的情報に関する基準

平成10年1月20日公正取引委員会届出
改定　平成17年3月29日公正取引委員会届出
改定　平成27年12月11日公正取引委員会・消費者庁長官 届出
改定　令和2年2月21日公正取引委員会・消費者庁長官 届出

　公正競争規約（以下「規約」という。）第5条第2号で規定された「医療用医薬品に関する医学・薬学的情報その他自社の医療用医薬品に関する資料，説明用資材の提供」は，次の基準による。

1. 規約第5条第2号で使用する用語の意味は，次のとおりである。
   (1) 「医療用医薬品に関する医学・薬学的情報」とは，自社の医療用医薬品を含め全ての医学・薬学的情報をいうが，医療用医薬品に関連しない一般的な医学・薬学的情報も含む。
   (2) 「自社の医療用医薬品に関する」とは，自社の医療用医薬品の有効性，安全性及び品質に関するもののほか，当該製品の薬物療法に関するもの及び自社の医療用医薬品の適正使用に必要と考えられる疾病の診断，治療，予防等に関するものをいう。
   (3) 「資料，説明用資材」とは，情報提供（伝達）の際に使用する媒体のことであって，印刷物，スライド・ビデオ・写真等の視聴覚資材及びCD-ROM，フロッピーディスク，インターネット，電子メールなどの電子媒体等をいう。
2. 基本的な考え方
   　医療機関等及び医療担当者に医学・薬学的情報を提供する際，経済上の利益に当たらない媒体による提供であれば規約で制限されない。
   　なお，情報が掲載（記載）された媒体に経済上の利益がある場合，その情報媒体は景品類に当たる。
3. 自社医薬品の情報提供について
   　自社医薬品に関する情報は，経済上の利益に当たる媒体を使って提供する場合であっても原則として規約で制限されない。
   　ただし，次のものは医療機関等及び医療担当者に提供できない。
   (1) 自社医薬品説明のための資料でなくて，医療機関等及び医療担当者が自ら負担すべき費用の肩代わりとなるもの
   (2) 医療機関等及び医療担当者の専ら業務上の必要性から要請された情報媒体や情報整備の費用
   (3) 診療報酬が設定されているもの
4. 自社医薬品に関連しない医学・薬学的情報提供について
   　上記3. 以外の自社医薬品に関連しない医学・薬学的情報については，下記の基準による。
   (1) 他社医薬品に関する医学・薬学的情報提供について
   　　他社医薬品に関する情報提供は，医療用医薬品製造販売業者としての責任及び倫理からみて問題がない範囲で行うこと。
   (2) 一般的な医学・薬学的情報提供について
   　　一般的な医学・薬学的情報の提供は，経済的価値のある媒体を伴うものであっても次の要

件を充たす限り規約で制限されない。

　1）　単に費用の肩代わりにならないこと。

　　　以下の場合は情報提供が制限される。

　　①　医療機関等及び医療担当者が通常自ら対価を払い購入すべき情報を提供する場合

　　②　医療機関等及び医療担当者が指定する情報を購入して提供する場合

　2）　情報媒体の単価は，5千円を超えないことを目安とする。

　3）　その他不当な取引誘引手段にならないこと。

5. 医薬情報担当者等の説明会

　医薬情報担当者等による口頭説明は規約で制限されない。ただし，場所及び状況はそれにふさわしいものでなければならない。

　場所については病院内とは限らないが，娯楽，きょう応と誤解されないようなものでなければならない。

　合理的理由があり，茶菓・弁当等を提供する場合は，医療担当者等一人当たり3千円（消費税を除く。）を超えない範囲での提供を行うことは，規約で制限されない。

Ⅲ－3　試用医薬品に関する基準

平成10年1月20日公正取引委員会届出

改定　平成13年3月19日公正取引委員会届出

改定　平成16年5月25日公正取引委員会届出

改定　平成17年3月29日公正取引委員会届出

改定　平成26年6月16日公正取引委員会・消費者庁長官届出

本基準は規約第5条第3号，施行規則第2条（試用医薬品提供基準）に基づくものである。

第1　試用医薬品の区分及び定義

1. 「試用医薬品」とは，次に掲げる区分に従い，医療機関等に無償で提供する医療用医薬品をいう。

(1)　製剤見本

医療担当者が当該医療用医薬品の使用に先立って，剤型及び色，味，におい等外観的特性について確認することを目的とするもの

(2)　臨床試用医薬品

医師が当該医療用医薬品の使用に先立って，品質，有効性，安全性，製剤的特性等について確認，評価するために臨床試用することを目的とするもの

2. 製造販売業者は試用医薬品をこの目的外で提供してはならない。

3. 商品の試用医薬品への転用を行わないものとする。また，製剤見本及び臨床試用医薬品の相互の転用を行わないものとする。

第2　提供基準

試用医薬品の提供は，当該医療用医薬品に関する情報を必ず伴うものとする。試用医薬品は，製造販売承認取得後において提供できるものとし，その基準を次のとおりとする。

1. 製剤見本

(1)　包装単位は製剤見本の目的に応じた最小包装単位とする。

1)　下記剤型（標準4剤型）の製剤見本の包装単位は次の表のとおりとする。

剤型	製剤見本
錠，カプセル，膠球，トローチ等	6個以下
散，末，顆粒，細粒，ドライシロップ等	5g又は5包以下
注射剤（点滴用輸液を除く）	2管以下あるいは1瓶
軟膏，クリーム	商品の最小単位以下の1本

製剤見本において剤型の特徴を示すため等の特別な理由があり，上記記載の包装単位を超える必要が生じた場合，申請に基づき公正取引協議会にて定めるものとする。

2)　表に記載してある標準4剤型以外の剤型に関し，その包装単位を定める必要がある場合は，申請に基づき公正取引協議会にて定めるものとする。

3)　包装単位の申請は「製剤見本の包装単位に関する申請書」（様式1）により行う。

(2) 提供量は，製剤見本の目的に応じた必要最少限度とする。

 1) 「必要最少限度」の提供量は，医療担当者1名に対して1～2個（包装）とする。

 2) 反復提供を行わない。

 3) 卸売業者を経由して提供する場合は，提供先医療機関等を指定し，製剤見本が当該医療機関等に確実に渡される方法を取ること。

(3) 包装形態は，製剤見本については任意とする。

(4) 製剤見本の表示は次のとおりとする。

 1) 製剤見本であることを明示するため，缶，瓶，チューブ，袋等に貼付するラベル及び外函に，「製剤見本」と表示する。

 2) 外函のない製剤見本については，直接の容器又はそのラベルに必ず「製剤見本」と表示する。

 3) 外函のある製剤見本については，直接の容器又はそのラベルに「製剤見本」という表示を省略することができる。

2. 臨床試用医薬品

(1) 臨床試用を行おうとする医師の書面による要請があった場合に限って提供する。

 1) 「医師の書面による要請」は公正取引協議会において定める「臨床試用医薬品試用書」（様式2)によるものとする。

 2) 臨床試用医薬品の試用の可否を薬事審議会等の審議を経て決定している医療機関にあっては，「医師の」を「医療機関の」と読み替えることができる。ただし，この場合にあっては，試用診療科名と当該診療科における試用日数・試用症例数・試用量の明細を付してもらうものとする。

 3) 提供に際しては，医療機関からの受領書を必ず入手するものとする。「受領書」の様式は，製造販売業者の任意とする。

(2) 医師が所属医療機関において臨床試用を行うために提供するものであり，したがって薬局に対して提供しない。

(3) 製造販売業者の医薬情報担当者が医療機関に対する情報提供に伴って自ら提供するものであり，したがって卸売業者を経由する提供はしない。

(4) 包装単位は，当該商品の最小包装単位以下とする。

(5) 提供期限は，次のとおりとする。

 1) 新たに薬価基準に収載される医療用医薬品の場合：薬価基準収載後1年以内

 2) 薬価基準に既に収載されている医療用医薬品であって，下記の効能追加等の承認を取得した場合：効能追加等の承認後1年以内

  ① 再審査期間が付された効能追加，用法・用量追加

  ② 同一成分・同剤型で初めて承認された効能追加

(6) 提供量は，臨床試用の目的に応じた必要最少限度とする。

 1) 提供量は「一日用量」×「試用日数」×「試用症例数」により算出され，一日用量，試用日数及び試用症例数の「必要最少限度」の範囲は次のとおりとする。

  ① 〔一日用量〕医療用医薬品の承認されている用法・用量の範囲とする。

  ② 〔試用日数〕効果が比較的短期間において確認できる医療用医薬品の場合は14日以内，長期間の場合は30日以内，屯服用に使われる医薬品の場合は3～4回分とする。

③　〔試用症例数〕　診療所においては1施設当たり3症例を限度とする。病院においては，1施設当たり20症例を限度とする。

(7)　包装形態は次のとおりとする。

1)　臨床試用医薬品については，缶，瓶，チューブ，袋等に貼付するラベル及び外函を白地又は無地とし，商品と明確に判別できるものとする。

2)　臨床試用医薬品で，患者の目にふれると不都合があると考えられる直接の容器及びこれに貼付するラベルについては，例外として白地又は無地にすることを要しない。

(8)　表示は次のとおりとする。

1)　臨床試用医薬品であることを明示するため，缶，瓶，チューブ，袋等に貼付するラベル及び外函に，「臨床試用医薬品」と表示する。

2)　外函のない臨床試用医薬品については，直接の容器又はそのラベルに必ず「臨床試用医薬品」と表示する。

3)　外函のある臨床試用医薬品のうち，通常そのまま患者の目にふれるとみられる直接の容器又はそのラベルについては，「臨床試用医薬品」という表示を省略することができる。

(9)　当該医療用医薬品を既に採用している医療機関に対しては提供を行わない。

(10)　効能追加等の場合，臨床試用医薬品の提供は，あくまで追加承認された効能等についての試用に限定して提供できるものである。

　　ただし，この場合においても，既に当該商品が採用されている医療機関に対しては提供してはならない。

(11)　他社品，自社品を問わず，既に同一成分及び同剤型の医療用医薬品が採用されている医療機関に対する提供については，臨床試用医薬品本来の目的から逸脱しないように十分留意するものとする。

第3　企業内管理

製造販売業者は，試用医薬品の管理に関する総括責任者として「試用医薬品管理責任者」1名を任ずるとともに，各事業所に「試用医薬品管理者」を置き，試用医薬品に関する計画立案，保管，配分，提供の各段階における適正な管理を行う。

（様式1），（様式2）　略

Ⅲ－4　調査・研究委託に関する基準

平成10年1月20日公正取引委員会届出
改定　平成13年6月14日公正取引委員会届出
改定　平成16年5月25日公正取引委員会届出
改定　平成17年3月29日公正取引委員会届出
改定　平成17年12月22日公正取引委員会届出
改定　平成27年9月3日公正取引委員会・消費者庁長官届出
改定　平成29年9月25日公正取引委員会・消費者庁長官届出
改定　平成30年5月21日公正取引委員会・消費者庁長官届出
改定　令和2年2月21日公正取引委員会・消費者庁長官届出

　医療用医薬品製造販売業者(以下「製造販売業者」という。)が依頼する製造販売後の調査・試験等，医学・薬学的調査・研究に対する相応の報酬及び費用は，医療機関等及び医療担当者に支払う場合であっても景品類に該当しないので，公正競争規約(以下「規約」という。)で制限されることはない。

　ただし，依頼した製造販売後の調査・試験等，医学・薬学的調査・研究が名目に過ぎず，実態は自社医薬品の不当な取引誘引であれば規約で制限される。よって，規約第5条第4号に規定する医療機関等に依頼した製造販売後の調査・試験等，治験その他医学・薬学的調査・研究の報酬及び費用の支払いに関しては，次の基準による。

第1　製造販売後の調査・試験等

　規約第5条第4号でいう製造販売後の調査・試験等とは，「医薬品，医薬部外品，化粧品，医療機器及び再生医療等製品の製造販売後安全管理の基準に関する省令(平成16年9月22日厚生労働省令第135号)」(GVP省令)，「医薬品の製造販売後の調査及び試験の実施の基準に関する省令(平成16年12月20日厚生労働省令第171号)」(GPSP省令)でいう「市販直後調査」，「製造販売後調査等」(使用成績調査〔一般使用成績調査，特定使用成績調査，使用成績比較調査〕，製造販売後データベース調査，製造販売後臨床試験)及び「副作用・感染症報告」をいう。

　なお，上記省令によらずに調査・試験等を行う場合は本基準の第3に基づき実施する。

1. 製造販売後の調査
(1)　種類
　1)　市販直後調査
　　　安全確保業務のうち，医薬品の製造販売業者が販売を開始した後の6か月間，診療において，医薬品の適正な使用を促し，医薬品，医療機器等の品質，有効性及び安全性の確保等に関する法律(昭和35年法律第145号)(以下「医薬品医療機器等法」という。)施行規則第228条の20第1項第1号イ，ハ(1)から(5)まで及びト並びに同項第2号イに掲げる症例等の発生を迅速に把握するために行うものであって，GVP省令でいう「医薬品リスク管理」として行うものをいう。
　2)　使用成績調査
　　　製造販売後調査等のうち，製造販売業者等が，医療機関から収集した情報を用いて，診

療において，医薬品の副作用による疾病等の種類別の発現状況並びに品質，有効性及び安全性に関する情報の検出又は確認を行う調査であって，次に掲げるものをいう。

① 一般使用成績調査

医薬品を使用する者の条件を定めることなく行う調査（③に規定する使用成績比較調査に該当するものを除く。）をいう。

② 特定使用成績調査

小児，高齢者，妊産婦，腎機能障害又は肝機能障害を有する者，医薬品を長期に使用する者その他医薬品を使用する者の条件を定めて行う調査（③に規定する使用成績比較調査に該当するものを除く。）をいう。

③ 使用成績比較調査

特定の医薬品を使用する者の情報と当該医薬品を使用しない者の情報とを比較することによって行う調査をいう。

3) 製造販売後データベース調査

製造販売後調査等のうち，製造販売業者等が，医療情報データベース取扱事業者が提供する医療情報データベースを用い，医薬品の副作用による疾病等の種類別の発現状況並びに品質，有効性及び安全性に関する情報の検出又は確認のために行う調査をいう。

4) 副作用・感染症報告

医薬品医療機器等法第68条の10に規定する医薬品の副作用によるものと疑われる疾病及び医薬品の使用によるものと疑われる感染症の報告等をいう。

(2) 症例報告依頼に当たっての遵守事項

症例報告依頼に当たっては，公正競争規約施行規則（以下「施行規則」という。）第3条第2号①～⑨までの事項を遵守しなければならない。特に，①及び⑥の意味は次のとおりである。

1) ①の「採用・購入していない医療機関等」には，当該医療用医薬品が仮採用されている場合も含む。

ここでいう仮採用とは，医療機関等において薬事審議会等の院内規定に基づいて，正式採用が決定する前に購入され，暫定的に使用されることをいう。

2) ⑥の「症例報告の依頼」については，原則として医療機関に対し，文書により依頼・契約する。

3) 院外処方を実施している医療機関へ調査を依頼する場合においても，本遵守事項は適用される。

(3) 症例報告の報酬

施行規則第3条第3号⑦の「症例報告の報酬の額」については，調査の種類や調査票記載作業の難易度等を考慮し製造販売業者が決めることができるが，不当な取引誘引にならないよう過大にわたらない範囲でなければならない。よって以下にその範囲を定める。

1) 報酬の総額

「報酬の総額」とは，施行規則第3条第2号⑦の「症例報告の報酬の額」に当たり，調査票の作成に対する報酬額（調査票の作成費用）の他，事務費，審査管理料その他名称のいかんにかかわらず，これらの費用を全て含んだものをいう（消費税，源泉徴収を除く。）。

① 市販直後調査

本調査は，調査票の記載作業を伴わないことから，医療機関へ支払うことはできな

い。

② 一般使用成績調査，使用成績比較調査，副作用・感染症報告

報酬の総額は1症例当たり1万円を超えない額を目安とする。調査内容が特に難しいことなどにより長時間の作業を要するものであっても，1症例当たり3万円を超えない額を目安とする。

なお，長期観察又は特定期間ごとの報告が求められている場合は，1調査票当たりとすることができる。

同一内容の調査票で，依頼先の医療機関及び医師により報酬額（調査票の作成費用）に差を付けてはならない。

ただし，次の場合は医療機関及び医師ごとに差が生じても，施行規則第3条第2号⑦の「症例報告の報酬の額」に違反しないものとして取り扱う。

a．依頼先医療機関に，受委託契約の締結及びその契約の対価の積算方法に関する合理的，かつ明確な規定が定められており，その方法によらなければ受委託契約を締結できないという事情がある場合

b．上記a．の場合であっても，1症例又は1調査票当たりの報酬の総額が3万円を超えないことを目安とする。

＜全症例調査が求められている場合の特例の取扱い＞

「全症例を対象に調査を実施すること」が求められている医薬品の一般使用成績調査において，以下の要件を満たせば，特例として報酬の総額が1症例又は1調査票当たり3万円を超えても，規定に違反しないものとして取り扱う。

a）製造販売承認の条件として「全症例を対象に調査を実施すること」を製造販売承認書に付された医薬品の使用成績調査であり，そのことが，使用成績調査実施計画書又は最新の添付文書などの記載により明らかであること。

b）依頼先医療機関に，受委託契約の締結及びその契約の対価の積算方法に関する合理的，かつ明確な規定が定められており，その方法によらなければ受委託契約を締結できないという事情があること。

c）調査票の作成に対する報酬額（調査票の作成費用）は，調査内容が特に難しいことなどにより長時間の作業を要するものであっても，3万円を超えないこと。

③ 特定使用成績調査

社会通念に照らして過大にわたらない適正な報酬額（調査票の作成費用）を個々の調査ごとに判断するものとする。

④ 製造販売後データベース調査

本調査は，医療情報データベース取扱事業者と契約し実施する調査であることから，医療機関等に対し直接症例報告を求めることはない。

よって医療機関等に対し症例報告の対価として報酬等を支払うことはない。

2．製造販売後臨床試験

（1）製造販売後臨床試験の定義

製造販売後調査等のうち，製造販売業者等が，治験，使用成績調査，若しくは製造販売後データベース調査の成績に関する検討を行った結果得られた推定等を検証し，又は診療においては得られない品質，有効性及び安全性に関する情報を収集するため，当該医薬品につい

て医薬品医療機器等法第14条又は第19条の2の承認に係る用法，用量，効能及び効果に従い行う試験をいう。

(2)　製造販売後臨床試験の報酬・費用

依頼する試験の内容が個別に異なるので，報酬・費用もそれに応じて個別に算定し，契約書に明記する。

特に症例報告の報酬については，自社医薬品の不当な取引誘引に結び付くことのないよう，社会通念に照らして過大にわたらない適正な金額とする。

第2　治験に関わる研究委託

治験に関わる研究委託とは，製造販売業者が医薬品の製造販売承認又は承認事項の一部変更承認を申請するに際し提出すべき資料の収集を目的とし，特定の医療機関及び医師に対し委託することをいう。

この治験は製造販売後の医薬品の取引とは関係なく行われるものであるので，その研究費の支払いや治験の実施に必要な範囲での物品提供は，医療用医薬品の不当な取引誘引に結びつくおそれはなく，規約で制限されることはない。

ただし，研究費の支払いや治験の実施に必要な範囲での物品提供であっても，医療用医薬品の購入に関連づけて行われる場合は，規約で制限される。

なお，医師主導治験もこの項に含まれる。

第3　その他医学・薬学的調査・研究等

ここでいう「その他医学・薬学的調査・研究等」とは，治験及び製造販売後の調査・試験等に関わる調査，研究以外の調査・研究等をいう。

1.　調査・研究等の委託

調査，研究等の委託にあたっては，不当な利益提供，その他不当な取引誘引手段にならないよう，以下の各要件を満たす必要がある。

(1)　調査・研究等の成果物又はその使用権・利用権等を受領すること。

(2)　調査・研究等の内容に照らし，報酬及び費用が社会通念上過大でないこと。

(3)　調査・研究等の委託に際しては，書面による受委託契約を締結すること。

受委託契約書には，委託する調査・研究等の内容・範囲を明確にし，報酬及び費用等の内訳・金額を詳細に記載すること。

(4)　医療機関に勤務する医療担当者個人に対する調査・研究委託については，当該医療機関が医療担当者にそのような研究等の受託を許容していること。

2.　特定臨床研究

特定臨床研究に対して，金品等を提供する場合には，それが委託契約によるものかそれ以外の契約によるのかにかかわらず，上記1.(1)から(4)に加えて，以下の各要件を満たす必要がある。

(1)　保険償還を伴う医療用医薬品や検査等費用の提供は行わないこと。

(2)　症例報告の収集において，自社医薬品の不当な取引誘引となる金品等の提供や施設選定は行わないこと。

3.　臨床研究に対する医療用医薬品の無償提供

(1)　医療機関等が行う研究のうち，国が行う制度に基づいて認められた研究（例えば，科学研

究費補助金による研究, 先進医療Bによる研究) において, その研究を遂行するために自社医薬品の提供が必要な場合には, 自社医薬品を無償で提供することは, 規約で制限されない。

⑵ 特定臨床研究において, その研究を遂行するために自社医薬品の提供が必要な場合には, 自社医薬品を無償で提供することは, 規約で制限されない。

⑶ 上記以外の臨床研究に対して自社医薬品を無償で提供する場合は, 事前相談すること。

⑷ ⑴から⑶までの自社医薬品の無償提供に際しては, それが提供先の医療機関等において通常の診療に使用されることがないよう, 厳格に管理されること。

第4 研究・研究委託に係わる会合

この会合は, 製造販売業者が医療機関及び医療担当者に対し, 委託研究の計画及び実施に係わる検討を行うための会合をいい, その報酬及び費用に関しては次の基準による。

1. 会合開催に際しての留意事項

会合が名目的で, 出席者である医療担当者に対する金品の提供や懇親会等のために開催されることのないよう, 以下の事項に留意する。

⑴ 企画書を作成し, 参加者名簿を保管すること。

⑵ 研究会等会合は, それにふさわしい場所で行うこと。

⑶ 会合に付随する懇親会等は, 会合の目的に照らして常識的な範囲に止めること。

⑷ 調査・研究に伴う会合が予定されている場合には, 契約締結の際, 契約の対象とする業務の範囲 (例えば, 会合開催も含めて契約したか。) を明確にしておくこと。

⑸ 会合が, 他の目的に流用されないこと。

⑹ 学会の開催時を利用して学会会場の近辺で会合を開催する場合は, 学会参加者の費用の肩代わりになるような名目的な会合でないこと。

2. 会合の開催に関わる費用

上記 1⑴から⑹を満たす会合に伴う会場費, 旅費, 茶菓・弁当等の提供及び会合に付随する懇親会等の開催は, 差し支えない。

3. 会合の参加者に関わる報酬及び費用

⑴ 医療機関及び医療担当者に委託して研究を実施する場合に, 受委託契約の締結前に研究計画の検討のために行う会合に関連して, 助力を得た医療担当者に相応の報酬及び費用を支払うことは, 差し支えない。

⑵ 受委託契約の締結後に, その研究の実施のために会合を開催する場合において, その会合に関する報酬及び費用が契約の対価に含まれているときは, 製造販売業者は, 会合参加者に対する報酬及び費用を支払うことはできない。

第5 その他の仕事の依頼

1. 講演, 執筆

その他医学・薬学的調査・研究に伴って, 製造販売業者が医療担当者に講演, 執筆を依頼する場合, それに相応する講演料, 原稿料を支払うことは差し支えない。ただし, 以下の事項に留意する。

⑴ 講演, 執筆の依頼が名目的でないこと。

(2)　依頼したことが取引誘引手段になっていないこと。

(3)　講演料，原稿料の額が社会通念上妥当であること。

(4)　書面で依頼すること。

(5)　講演開催記録を残すこと。

2．海外への派遣

　　医療担当者を海外で開催される自社医薬品及び自社の製品開発の調査・研究に関する会合に派遣する場合には，以下の各要件を満たす必要がある。

(1)　海外に派遣する合理的な理由が明確であること。

(2)　派遣に当たっては，会合の開催目的にふさわしい場所・会場，プログラム及び適正な渡航スケジュールであること。

(3)　目的や役割から見て，派遣する人数が適正かつ妥当であること。

(4)　報酬・費用の額が社会通念上妥当であること。

(5)　派遣に当たっては，学会等への出席の便宜を図るようなものではないこと。

(6)　委託に際しては，書面による受委託契約を締結すること。

(7)　委託する内容に応じて，次の要件を具備すること。

　　1)　海外で開催される会合での役割者

　　　座長，研究発表・講演，討議・意見交換等の役割を委託する場合は，帰国後に報告書を受領するか，あるいは議事録を作成し，保管すること。

　　2)　海外で開催される会合での一般参加者

　　　上記1)以外で，出席・聴講等を委託する場合は，帰国後に会合に関する報告書を受領し，保管すると共に，帰国後に以下の役割を担うことを受委託契約書等に明記すること。

　　①　自社が主催する講演会等での座長，研究発表・講演等

　　②　自社の研究・開発部門及び学術部門への講演等（専門的見地からの指導・助言を含む。）

　　③　自社の学術資材の原稿執筆

　　④　その他上記①〜③に準じた役割

3．アンケート調査

(1)　アンケート調査は製造販売業者が市場調査の一環として，医療機関等及び医療担当者等に対して行う質問形式による調査で，マーケティング計画立案の参考にすることを目的として実施するものである。

　　製造販売業者が自ら企画・立案し，医薬情報担当者が直接あるいは卸売業者を介して実施するアンケート調査については，以下に定めるところによる。

(2)　製造販売業者は，アンケート実施責任者を明確にした上で，本社，支店，営業所，出張所等で企画・実施することができる。

　　1)　アンケート実施責任者

　　　アンケート実施責任者は実施に関わる総括責任を負う。

　　2)アンケート調査の実施

　　　アンケート調査用紙のタイトルには「アンケート」の文言を表示し，製造販売業者名，組織名及び実施責任者名を表示する。

　　3)　アンケート調査の謝礼については，収集対象者1名につき1千円を超えない範囲の物品の提供を目安とする。

Ⅲ－5　自社医薬品の講演会等に関する基準

平成10年1月20日公正取引委員会届出
改定　平成13年6月14日公正取引委員会届出
改定　平成16年5月25日公正取引委員会届出
改定　平成17年3月29日公正取引委員会届出
改定　平成27年12月11日公正取引委員会・消費者庁長官届出
改定　令和2年2月21日公正取引委員会・消費者庁長官届出

公正競争規約（以下「規約」という。）第5条第5号及び同施行規則第4条に規定する「自社医薬品の講演会等における景品類の提供」に関しては，次の基準による。

1. 自社医薬品の講演会等について
⑴　規約第5条第5号に規定する自社医薬品の講演会等とは，施行規則第4条第1号に規定する講演会等，すなわち，説明会，研究会等の名称のいかんを問わず，医療用医薬品製造販売業者（以下「製造販売業者」という。）が複数の医療機関等の医療担当者等を対象として自社医薬品に関する説明を行うことを目的に主催する会合をいう。

　本基準でいう講演会等の形式は，講師，演者等の役割を担う者だけでなく，聴講者として，複数の医療機関等に所属する医療担当者等が相当数参加する会合をいう。

　説明の方法としては，全ての参加者の集まる会場において，講師，演者等が口頭で行うことが基本となる。
⑵　施行規則第4条第1号の「複数の医療機関等」には，同一の医療法人等に属する複数の医療機関等や，共同管理の下で医療用医薬品を購入している複数の医療機関等は含まれない。これらは単独の医療機関等とみなされる。
⑶　施行規則第4条第1号の「自社医薬品に関する説明を行うことを目的とする会合」とは，次の場合をいう。
　1）　自社医薬品の有効性，安全性及び品質に関するもののほか，当該製品の薬物療法に関するもの及び自社医薬品の適正使用に必要と考えられる疾病の診断，治療，予防等に関する事項をテーマとして行う会合
　2）　自社医薬品に関連する事項についての説明と自社医薬品に関連しないテーマを併せて行う会合
　3）　なお，下記の場合は施行規則第4条第1号の自社医薬品に関する説明を行うことを目的とする「会合」には該当しない。
　　①　医薬情報担当者等が通常の医薬情報提供活動として個別の医療機関等の医療担当者等を対象に行う製品説明会
　　②　製造販売業者が製品開発等に関する研究のために行う会合や，市販後医療用医薬品に関する研究委託の実施に伴って行われる会合
　　③　自社医薬品に関連しない医学・薬学的な研究会・講演会や医療経営等をテーマとする会合

2. 講演会等に際して提供する華美，過大にわたらない物品若しくはサービス又は出席費用の負担について

(1) 規約第5条第5号に規定する「華美，過大にわたらない物品若しくはサービス」とは施行規則第5条第1号に規定する景品類すなわち少額で正常な商慣習に照らして適当と認められる範囲を超えない景品類及び施行規則第4条第4号に規定する接待をいう。

　　なお，参加者に贈呈品を提供する場合は，参加者一人当たり5千円以内を目安とする。

(2) 施行規則第4条第2号の「開催地，会場その他開催方法」は，会合の目的に照らして適切な場所及び開催方法でなければならない。

　　特に，会合場所が観光地，観光施設等であったり，会合のスケジュールが観光主体となるなど，自社医薬品に関する説明を意図とした講演会等の会合の目的を逸脱しないこと。

(3) 施行規則第4条第3号の「出席のために必要な費用（交通費，宿泊費）を提供する」とは，製造販売業者が参加を依頼した医療担当者等に旅費の実費相当分を支払うことをいい，次の範囲内において提供することができる。

　1) 国内で開催する場合

　　　製造販売業者が，国内で開催する講演会等へ参加を依頼した医療担当者等には，旅費の実費相当分を支払うことができる。

　2) 海外で開催する場合

　　　海外で開催する場合は，座長，研究発表・講演のほか，参加者（聴講者）全員に説明や情報提供を行う医療担当者等に限って旅費を支払うことができる。

(4) 施行規則第4条第3号の「講演等を依頼した講師等」とは，座長，研究発表・講演のほか，参加者（聴講者）全員に説明や情報提供を行う者をいう。

　　ただ単に出席して質問をしたとか，共同研究者として出席しただけでは一般参加者とみなされ，役割を担う者には当たらないので報酬を支払うことはできない。

　　また，本基準でいう講演会等の会合の目的は，参加者に対して自社医薬品に関する説明をすることにあるので，全ての参加者の集まる会場において，講師，演者等が口頭で説明することが基本となる。

　　なお，ポスターセッションの説明者が「研究発表・講演のほか，参加者（聴講者）全員に説明や情報提供を行う者」に該当するかは以下の要件を全て充たしているかで判断する。

＜要件＞

　1) ポスターセッションによる説明を企画する場合は，その企画を行う合理的な理由があること。

　2) ポスターセッションが講演会等全体の中の企画であり，講演会等全体のプログラムに，ポスターセッション発表者名が記載されていること。

　3) 事前に発表内容がアブストラクトとして作成されていること。

　4) 講演会等の参加者全員がポスターセッションに参加できるよう時間的配慮がされていること。また，単にポスターを掲示するだけでなく，ポスターセッション会場で発表者と参加者が十分な質疑応答が行われるための時間が設定されていること。

　5) 海外で開催する講演会等において，ポスターセッションを行う場合は，その発表者は参加国の中から応分に選任されていること。

　6) 役割を依頼する医療担当者等に対して，役割の内容を文書で依頼するとともに応諾書を

受領すること。また，医療担当者が勤務する医療機関の了承も得ること。

(5) 施行規則第4条第4号の「会合に付随する華美，過大にわたらない接待」とは，講演会等の会合における茶菓・弁当その他これに類する飲食物の提供やささやかな懇親行事をいう。

接待の内容，程度が過大である場合や会合を円滑に実施するという目的を逸脱し，接待が会合の主目的とみなされるような場合は，華美，過大な接待となり，実施できない。

(6) 製造販売業者が開催する講演会等の会合であっても，サテライトシンポジウム(学会の期間中又はその前後に，学会会場又はその周辺において，学会の出席者を対象として開催する講演会，研究会等)においては，前項の規定に係わらず，その参加者に対する旅費の支払いは次の基準による。

1) 座長，研究発表・講演のほか，参加者(聴講者)全員に説明や情報提供を行う医療担当者等に対しては，サテライトシンポジウムに係わる旅費(交通費，宿泊費)を支払うことができる。

2) サテライトシンポジウムに参加を依頼した医療担当者等であって，上記1)以外の者に対しては，サテライトシンポジウム出席のための必要最小限の，会場間の交通費及び学会期間中を除く宿泊費のみを支払うことができる。

3) 当該サテライトシンポジウムが海外で開催される場合は，旅費の支払いについては，開催国のルールにも従うものとする。

3. 自社医薬品の講演会等を医療機関等又は団体と共同で開催することについて

(1) 製造販売業者が本基準1-(1)に該当する会合を医療機関等又は団体と共同で開催(以下「共催」という。)し，共催者間であらかじめ取決めた範囲内でその開催費用を支出することは差し支えない。

ただし，共催会合に名を借りた名目的な費用の支払いや本来の負担額を超える過剰な支払いは，医療機関等又は団体への金銭提供に当たる。

(2) 共催会合の開催に当たっては，医療機関等又は団体への不当な金銭提供と誤解されないため，次の事項を遵守しなければならない。

1) 共催相手が医療担当者等個人及び団体性が認められない研究会組織等でないこと。

2) 会合の企画は，製造販売業者と共催相手が事前に協議し，共同で立案されていること。

3) 共催者間であらかじめ会合におけるテーマ，役割，費用等について分担の取決めが明確にされていること。

4) 案内状，プログラム等に会合の趣旨，テーマが記載され，共同の開催者名が連名で記載されていること。

5) 製造販売業者は，会合の企画書を作成し，会終了後には参加者名簿も保管されるようになっていること。

(3) 製造販売業者が共催相手の所属員に講師等の役割を依頼した場合の報酬の支払いについては次のように取り扱う。

1) 相手方が医療機関等である場合は，報酬を支払うことはできない。

2) 相手方が団体である場合は，報酬を支払うことができる。

Ⅳ　施行規則第5条の運用基準 (少額の景品類の提供などに関する運用基準)

Ⅳ－1　少額・適正な景品類に関する基準

平成10年1月20日公正取引委員会届出

改定　平成27年12月11日公正取引委員会・消費者庁長官届出

　施行規則第5条第1号の「少額で，正常な商慣習に照らして適当と認められる範囲を超えない景品類」とは，次の各要件を備えた物品又はサービスをいう。

1. 社会通念上少額と認められる物品又はサービスであること。この判断に当たっては，その単価が市価でみて3千円程度までを目安とする。
2. 金銭代替性がないこと。

　商品券，図書カードなどのような，物品又はサービスの提供を目的とするプリペイドカードは，金銭代替性があるものとして取り扱う。

3. 医療用医薬品製造販売業者としての倫理からみて問題がないこと。

　販促手段として計画的，継続的に提供しないこと。

4. 関連法規等で制限されていないこと。
5. 公正競争規約，施行規則及び運用基準の他の規定で制限されていないこと。
6. その他不当な取引誘引手段にならないこと。

　医療機関等及び医療担当者等に頻回・大量に提供する場合は，不当な取引誘引手段になるものとして取り扱う。

Ⅳ－2　親睦会合に関する基準

平成10年1月20日公正取引委員会届出
改定　平成13年3月19日公正取引委員会届出

　施行規則第5条第2号に規定する「親睦の会合」とは，自社の主催するものをいい，この親睦の会合に際し「贈答，接待」として提供する景品類は，次の基準による。

＜自社の主催する親睦の会合＞
　慣例として行われる自社の主催する親睦の会合（例えば，忘年会，新年会，賀詞交換会など）に際して医療担当者等を招待し提供する景品類は，「社会通念上華美，過大にわたらない範囲」であれば制限されない。この場合の景品類は，自社が提供する贈答品や懇親会等をいう。

Ⅳ－3　記念行事に関する基準

平成10年1月20日公正取引委員会届出

改定　平成13年3月19日公正取引委員会届出

　施行規則第5条第3号に規定する「自己又は医療機関等の記念行事」に際し「贈答，接待」として提供する景品類は，次の基準による。

1.　自己の記念行事

　　自己の記念行事とは，社会一般に慣例として行われている行事のことをいう。例えば，創立○○周年記念，支店・営業所開設披露，社長交代等に伴う行事がこれに当たる。

⑴　自己の記念行事における贈答

　　自己の記念行事に伴って贈答として記念品を提供する場合，「社会通念上華美，過大にわたらない範囲」の記念品であれば提供が制限されない。

　　ただし，自社医薬品発売○○周年記念等のように，製品に直接関係する記念行事に伴って提供する記念品の価額は，5千円を超えない額を目安とする。

⑵　自己の記念行事における接待

　　自己の記念行事に伴って接待（懇親会等）をする場合，「社会通念上華美，過大にわたらない範囲」であれば提供が制限されない。

2.　医療機関等の記念行事

　　医療機関等の記念行事とは，社会一般に慣例として行われる次の場合をいい，提供する金品は，「社会通念上華美，過大にわたらない範囲」であれば提供が制限されない。

＜医療機関等の施設全体の記念行事＞

　　施設の記念行事とは，例えば，落成記念，開設○○周年記念，施設の功績表彰（地域医療の貢献等）など施設全体で行う行事であって，他の業界や社会一般的にも広く認知されているものをいう。

　　なお，金品の提供にあたっては，次の点に留意すること。

・社会的批判や誤解を受けないために，行事の内容を確認できる文書を入手すること。

6 刑法（抜粋）

明治40年法律第45号

（収賄，受託収賄及び事前収賄）

第197条　公務員が，その職務に関し，賄賂を収受し，又はその要求若しくは約束をしたときは，5年以下の懲役に処する。この場合において，請託を受けたときは，7年以下の懲役に処する。

2　公務員になろうとする者が，その担当すべき職務に関し，請託を受けて，賄賂を収受し，又はその要求若しくは約束をしたときは，公務員となった場合において，5年以下の懲役に処する。

（第三者供賄）

第197条の2　公務員が，その職務に関し，請託を受けて，第三者に賄賂を供与させ，又はその供与の要求若しくは約束をしたときは，5年以下の懲役に処する。

（加重収賄及び事後収賄）

第197条の3　公務員が前二条の罪を犯し，よって不正な行為をし，又は相当の行為をしなかったときは，1年以上の有期懲役に処する。

2　公務員が，その職務上不正な行為をしたこと又は相当の行為をしなかったことに関し，賄賂を収受し，若しくはその要求若しくは約束をし，又は第三者にこれを供与させ，若しくはその供与の要求若しくは約束をしたときも，前項と同様とする。

3　公務員であった者が，その在職中に請託を受けて職務上不正な行為をしたこと又は相当の行為をしなかったことに関し，賄賂を収受し，又はその要求若しくは約束をしたときは，5年以下の懲役に処する。

（あっせん収賄）

第197条の4　公務員が請託を受け，他の公務員に職務上不正な行為をさせるように，又は相当の行為をさせないようにあっせんをすること又はしたことの報酬として，賄賂を収受し，又はその要求若しくは約束をしたときは，5年以下の懲役に処する。

（没収及び追徴）

第197条の5　犯人又は情を知った第三者が収受した賄賂は，没収する。その全部又は一部を没収することができないときは，その価額を追徴する。

（贈賄）

第198条　第197条から第197条の4までに規定する賄賂を供与し，又はその申込み若しくは約束をした者は，3年以下の懲役又は250万円以下の罰金に処する。

7　不正競争防止法 (抜粋)

平成5年法律第47号

(外国公務員等に対する不正の利益の供与等の禁止)

第18条　何人も，外国公務員等に対し，国際的な商取引に関して営業上の不正の利益を得るために，その外国公務員等に，その職務に関する行為をさせ若しくはさせないこと，又はその地位を利用して他の外国公務員等にその職務に関する行為をさせ若しくはさせないようにあっせんをさせることを目的として，金銭その他の利益を供与し，又はその申込み若しくは約束をしてはならない。

2　前項において「外国公務員等」とは，次に掲げる者をいう。

一　外国の政府又は地方公共団体の公務に従事する者

二　公共の利益に関する特定の事務を行うために外国の特別の法令により設立されたものの事務に従事する者

三　一又は二以上の外国の政府又は地方公共団体により，発行済株式のうち議決権のある株式の総数若しくは出資の金額の総額の100分の50を超える当該株式の数若しくは出資の金額を直接に所有され，又は役員 (取締役，監査役，理事，監事及び清算人並びにこれら以外の者で事業の経営に従事しているものをいう。) の過半数を任命され若しくは指名されている事業者であって，その事業の遂行に当たり，外国の政府又は地方公共団体から特に権益を付与されているものの事務に従事する者その他これに準ずる者として政令で定める者

四　国際機関 (政府又は政府間の国際機関によって構成される国際機関をいう。次号において同じ。) の公務に従事する者

五　外国の政府若しくは地方公共団体又は国際機関の権限に属する事務であって，これらの機関から委任されたものに従事する者

(罰則)

第21条

1　(略)

2　次の各号のいずれかに該当する者は，5年以下の懲役若しくは500万円以下の罰金に処し，又はこれを併科する。

一～六　(略)

七　第10条，第17条又は第18条第1項の規定に違反した者

第22条　法人の代表者又は法人若しくは人の代理人，使用人その他の従業者が，その法人又は人の業務に関し，次の各号に掲げる規定の違反行為をしたときは，行為者を罰するほか，その法人に対して当該各号に定める罰金刑を，その人に対して各本条の罰金刑を科する。

一，二　(略)

三　前条第2項　3億円以下の罰金刑

8 国家公務員倫理法 (抜粋)

平成11年法律第129号

(目的)

第1条 この法律は，国家公務員が国民全体の奉仕者であってその職務は国民から負託された公務であることにかんがみ，国家公務員の職務に係る倫理の保持に資するため必要な措置を講ずることにより，職務の執行の公正さに対する国民の疑惑や不信を招くような行為の防止を図り，もって公務に対する国民の信頼を確保することを目的とする。

第5条 内閣は，第3条に掲げる倫理原則を踏まえ，職員の職務に係る倫理の保持を図るために必要な事項に関する政令 (以下「国家公務員倫理規程」という。) を定めるものとする。この場合において，国家公務員倫理規程には，職員の職務に利害関係を有する者からの贈与等の禁止及び制限等職員の職務に利害関係を有する者との接触その他国民の疑惑や不信を招くような行為の防止に関し職員の遵守すべき事項が含まれていなければならない。

2 内閣は，国家公務員倫理規程の制定又は改廃に際しては，国家公務員倫理審査会の意見を聴かなければならない。

3 各省各庁の長 (内閣総理大臣，各省大臣，会計検査院長，人事院総裁，内閣法制局長官及び警察庁長官並びに宮内庁長官及び各外局の長をいう。以下同じ。) は，国家公務員倫理審査会の同意を得て，当該各省各庁に属する職員の職務に係る倫理に関する訓令を定めることができる。

4 行政執行法人の長は，国家公務員倫理審査会の同意を得て，当該行政執行法人の職員の職務に係る倫理に関する規則を定めることができる。

5 行政執行法人の長は，前項の規則を定めたときは，これを主務大臣 (独立行政法人通則法第68条に規定する主務大臣をいう。) に届け出なければならない。これを変更したときも，同様とする。

6 内閣は，国家公務員倫理規程，第3項の訓令及び第4項の規則の制定又は改廃があったときは，これを国会に報告しなければならない。

(贈与等の報告)

第6条 本省課長補佐級以上の職員は，事業者等から，金銭，物品その他の財産上の利益の供与若しくは供応接待 (以下「贈与等」という。) を受けたとき又は事業者等と職員の職務との関係に基づいて提供する人的役務に対する報酬として国家公務員倫理規程で定める報酬の支払を受けたとき (当該贈与等を受けた時又は当該報酬の支払を受けた時において本省課長補佐級以上の職員であった場合に限り，かつ，当該贈与等により受けた利益又は当該支払を受けた報酬の価額が一件につき5千円を超える場合に限る。) は，1月から3月まで，4月から6月まで，7月から9月まで及び10月から12月までの各区分による期間 (以下「四半期」という。) ごとに，次に掲げる事項を記載した贈与等報告書を，当該四半期の翌四半期の初日から14日以内に，各省各庁の長等 (各省各庁の長及び行政執行法人の長をいう。以下同じ。) 又はその委任を受けた者に提出しなければならない。

一 当該贈与等により受けた利益又は当該支払を受けた報酬の価額

二 当該贈与等により利益を受け又は当該報酬の支払を受けた年月日及びその基因となった事実

三 当該贈与等をした事業者等又は当該報酬を支払った事業者等の名称及び住所

四 前三号に掲げるもののほか国家公務員倫理規程で定める事項

2 各省各庁の長等又はその委任を受けた者は，前項の規定により贈与等報告書の提出を受けたときは，当該贈与等報告書（指定職以上の職員に係るものに限り，かつ，第9条第2項ただし書に規定する事項に係る部分を除く。）の写しを国家公務員倫理審査会に送付しなければならない。

(特殊法人等の講ずる施策等)

第42条 法律により直接に設立された法人又は特別の法律により特別の設立行為をもって設立された法人（総務省設置法（平成11年法律第91号）第4条第1項第九号の規定の適用を受けない法人を除く。），独立行政法人通則法第2条第1項に規定する独立行政法人であって行政執行法人以外のものその他これらに準ずるものとして政令で定める法人のうち，その設立の根拠となる法律又は法人格を付与する法律において，役員，職員その他の当該法人の業務に従事する者を法令により公務に従事する者とみなすこととされ，かつ，政府の出資を受けているもの（以下「特殊法人等」という。）は，この法律の規定に基づく国及び行政執行法人の施策に準じて，特殊法人等の職員の職務に係る倫理の保持のために必要な施策を講ずるようにしなければならない。

2 各省各庁の長は，その所管する特殊法人等に対し，前項の規定により特殊法人等が講ずる施策について，必要な監督を行うことができる。

3 審査会は，各省各庁の長に対し，第1項の規定により特殊法人等が講ずる施策について，報告を求め，又は監督上必要な措置を講ずるよう求めることができる。

(地方公共団体等の講ずる施策)

第43条 地方公共団体及び地方独立行政法人法（平成15年法律第118号）第2条第2項に規定する特定地方独立行政法人は，この法律の規定に基づく国及び行政執行法人の施策に準じて，地方公務員の職務に係る倫理の保持のために必要な施策を講ずるよう努めなければならない。

9 国家公務員倫理規程（抜粋）

平成12年政令第101号

　内閣は，国家公務員倫理法（平成11年法律第129号）第5条第1項，第6条第1項及び第45条の規定に基づき，この政令を制定する。

（倫理行動規準）
第1条　職員（国家公務員倫理法（以下「法」という。）第2条第1項に規定する職員をいう。以下同じ。）は，国家公務員としての誇りを持ち，かつ，その使命を自覚し，第一号から第三号までに掲げる法第3条の倫理原則とともに第四号及び第五号に掲げる事項をその職務に係る倫理の保持を図るために遵守すべき規準として，行動しなければならない。
　一　職員は，国民全体の奉仕者であり，国民の一部に対してのみの奉仕者ではないことを自覚し，職務上知り得た情報について国民の一部に対してのみ有利な取扱いをする等国民に対し不当な差別的取扱いをしてはならず，常に公正な職務の執行に当たらなければならないこと。
　二　職員は，常に公私の別を明らかにし，いやしくもその職務や地位を自らや自らの属する組織のための私的利益のために用いてはならないこと。
　三　職員は，法律により与えられた権限の行使に当たっては，当該権限の行使の対象となる者からの贈与等を受けること等の国民の疑惑や不信を招くような行為をしてはならないこと。
　四　職員は，職務の遂行に当たっては，公共の利益の増進を目指し，全力を挙げてこれに取り組まなければならないこと。
　五　職員は，勤務時間外においても，自らの行動が公務の信用に影響を与えることを常に認識して行動しなければならないこと。

（利害関係者）
第2条　この政令において，「利害関係者」とは，職員が職務として携わる次の各号に掲げる事務の区分に応じ，当該各号に定める者をいう。ただし，職員の職務との利害関係が潜在的なものにとどまる者又は職員の裁量の余地が少ない職務に関する者として各省各庁の長（法第5条第3項に規定する各省各庁の長をいう。以下同じ。）が訓令（同項に規定する訓令をいう。以下同じ。）で又は独立行政法人通則法（平成11年法律第103号）第2条第4項に規定する行政執行法人（以下「行政執行法人」という。）の長が規則（法第5条第4項に規定する規則をいう。以下同じ。）で定める者及び外国政府若しくは国際機関又はこれらに準ずるものに勤務する者（当該外国政府若しくは国際機関又はこれらに準ずるものの利益のためにする行為を行う場合における当該勤務する者に限る。）を除く。
　一　許認可等（行政手続法（平成5年法律第88号）第2条第三号に規定する許認可等をいう。）をする事務　当該許認可等を受けて事業を行っている事業者等（法第2条第5項に規定する事業者等及び同条第6項の規定により事業者等とみなされる者をいう。以下同じ。），当該許認可等の申請をしている事業者等又は個人（同条第6項の規定により事業者等とみなされる者を除く。以下「特定個人」という。）及び当該許認可等の申請をしようとしていることが明ら

かである事業者等又は特定個人

二　補助金等（補助金等に係る予算の執行の適正化に関する法律（昭和30年法律第179号）第2条第1項に規定する補助金等をいう。以下同じ。）を交付する事務　当該補助金等（当該補助金等を直接にその財源の全部又は一部とする同条第4項第一号に掲げる間接補助金等を含む。）の交付を受けて当該交付の対象となる事務又は事業を行っている事業者等又は特定個人，当該補助金等の交付の申請をしている事業者等又は特定個人及び当該補助金等の交付の申請をしようとしていることが明らかである事業者等又は特定個人

三　立入検査，監査又は監察（法令の規定に基づき行われるものに限る。以下この号において「検査等」という。）をする事務　当該検査等を受ける事業者等又は特定個人

四　不利益処分（行政手続法第2条第四号に規定する不利益処分をいう。）をする事務　当該不利益処分をしようとする場合における当該不利益処分の名宛人となるべき事業者等又は特定個人

五　行政指導（行政手続法第2条第六号に規定する行政指導をいう。）をする事務　当該行政指導により現に一定の作為又は不作為を求められている事業者等又は特定個人

六　内閣府又は各省が所掌する事務のうち事業の発達，改善及び調整に関する事務（前各号に掲げる事務を除く。）　当該事業を行っている事業者等

七～十　（略）

（禁止行為）

第3条　職員は，次に掲げる行為を行ってはならない。

一　利害関係者から金銭，物品又は不動産の贈与（せん別，祝儀，香典又は供花その他これらに類するものとしてされるものを含む。）を受けること。

二　利害関係者から金銭の貸付け（業として行われる金銭の貸付けにあっては，無利子のもの又は利子の利率が著しく低いものに限る。）を受けること。

三　利害関係者から又は利害関係者の負担により，無償で物品又は不動産の貸付けを受けること。

四　利害関係者から又は利害関係者の負担により，無償で役務の提供を受けること。

五　利害関係者から未公開株式（金融商品取引法（昭和23年法律第25号）第2条第16項に規定する金融商品取引所に上場されておらず，かつ，同法第67条の11第1項の店頭売買有価証券登録原簿に登録されていない株式をいう。）を譲り受けること。

六　利害関係者から供応接待を受けること。

七　利害関係者と共に遊技又はゴルフをすること。

八　利害関係者と共に旅行（公務のための旅行を除く。）をすること。

九　利害関係者をして，第三者に対し前各号に掲げる行為をさせること。

2　前項の規定にかかわらず，職員は，次に掲げる行為を行うことができる。

一　利害関係者から宣伝用物品又は記念品であって広く一般に配布するためのものの贈与を受けること。

二　多数の者が出席する立食パーティー（飲食物が提供される会合であって立食形式で行われるものをいう。以下同じ。）において，利害関係者から記念品の贈与を受けること。

三　職務として利害関係者を訪問した際に，当該利害関係者から提供される物品を使用するこ

　　と。

　四　職務として利害関係者を訪問した際に，当該利害関係者から提供される自動車(当該利害
　　関係者がその業務等において日常的に利用しているものに限る。)を利用すること(当該利害
　　関係者の事務所等の周囲の交通事情その他の事情から当該自動車の利用が相当と認められる
　　場合に限る。)。

　五　職務として出席した会合その他の会合において，利害関係者から茶菓の提供を受けるこ
　　と。

　六　多数の者が出席する立食パーティーにおいて，利害関係者から飲食物の提供を受けるこ
　　と。

　七　職務として出席した会合において，利害関係者から簡素な飲食物の提供を受けること。

3　第1項の規定の適用については，職員(同項第九号に掲げる行為にあっては，同号の第三者。
　以下この項において同じ。)が，利害関係者から，物品若しくは不動産を購入した場合，物品
　若しくは不動産の貸付けを受けた場合又は役務の提供を受けた場合において，それらの対価が
　それらの行為が行われた時における時価よりも著しく低いときは，当該職員は，当該利害関係
　者から，当該対価と当該時価との差額に相当する額の金銭の贈与を受けたものとみなす。

(禁止行為の例外)

第4条　職員は，私的な関係(職員としての身分にかかわらない関係をいう。以下同じ。)がある
　者であって，利害関係者に該当するものとの間においては，職務上の利害関係の状況，私的な
　関係の経緯及び現在の状況並びにその行おうとする行為の態様等にかんがみ，公正な職務の執
　行に対する国民の疑惑や不信を招くおそれがないと認められる場合に限り，前条第1項の規定
　にかかわらず，同項各号(第九号を除く。)に掲げる行為を行うことができる。

2　職員は，前項の公正な職務の執行に対する国民の疑惑や不信を招くおそれがないかどうかを
　判断することができない場合においては，倫理監督官(法第39条第1項の倫理監督官をいう。
　以下同じ。)に相談し，その指示に従うものとする。

3　第1項の「職員としての身分」には，職員が，任命権者の要請に応じ特別職国家公務員等(国
　家公務員法(昭和22年法律第120号)第82条第2項に規定する特別職国家公務員等をいう。以
　下同じ。)となるため退職し，引き続き特別職国家公務員等として在職した後，引き続いて当
　該退職を前提として職員として採用された場合(一の特別職国家公務員等として在職した後，
　引き続き一以上の特別職国家公務員等として在職し，引き続いて当該退職を前提として職員と
　して採用された場合を含む。)における特別職国家公務員等としての身分を含むものとする。

(利害関係者以外の者等との間における禁止行為)

第5条　職員は，利害関係者に該当しない事業者等であっても，その者から供応接待を繰り返し
　受ける等社会通念上相当と認められる程度を超えて供応接待又は財産上の利益の供与を受けて
　はならない。

2　職員は，自己が行った物品若しくは不動産の購入若しくは借受け又は役務の受領の対価を，
　その者が利害関係者であるかどうかにかかわらず，それらの行為が行われた場に居合わせな
　かった事業者等にその者の負担として支払わせてはならない。

（特定の書籍等の監修等に対する報酬の受領の禁止）

第6条　職員は，次に掲げる書籍等（書籍，雑誌等の印刷物又は電子的方式，磁気的方式その他人の知覚によっては認識することができない方式により文字，図形，音，映像若しくは電子計算機に用いるプログラムを記録した物をいう。以下同じ。）の監修又は編さんに対する報酬を受けてはならない。

　　一　補助金等又は国が直接支出する費用（行政執行法人の職員にあっては，その属する行政執行法人が支出する給付金（補助金等に係る予算の執行の適正化に関する法律の規定が準用されるものに限る。以下同じ。）又は直接支出する費用）をもって作成される書籍等（国の機関（内閣官房，内閣法制局，人事院，内閣府本府，宮内庁，公正取引委員会，警察庁，個人情報保護委員会，金融庁，消費者庁，各省及び会計検査院をいう。以下この項及び次条第1項において同じ。）の職員にあってはその属する国の機関が所管する行政執行法人が支出する給付金又は直接支出する費用をもって作成される書籍等を，行政執行法人の職員にあっては当該行政執行法人を所管する国の機関が支出する補助金等若しくは直接支出する費用又は当該国の機関が所管する当該行政執行法人以外の行政執行法人が支出する給付金若しくは直接支出する費用をもって作成される書籍等を含む。）

　　二　作成数の過半数を当該職員の属する国の機関又は行政執行法人において買い入れる書籍等（国の機関の職員にあってはその属する国の機関及び当該国の機関が所管する行政執行法人において買い入れる数の合計数が作成数の過半数になる書籍等を，行政執行法人の職員にあっては当該行政執行法人を所管する国の機関及び当該国の機関が所管する行政執行法人において買い入れる数の合計数が作成数の過半数になる書籍等を含む。）

2　前項の規定の適用については，独立行政法人国立公文書館は内閣府本府が所管するものとみなす。

（職員の職務に係る倫理の保持を阻害する行為等の禁止）

第7条　職員は，その属する国の機関又は行政執行法人の他の職員の第3条又は前二条の規定に違反する行為によって当該他の職員（第3条第1項第九号の規定に違反する行為にあっては，同号の第三者）が得た財産上の利益であることを知りながら，当該利益の全部若しくは一部を受け取り，又は享受してはならない。

2　職員は，国家公務員倫理審査会，任命権者，倫理監督官その他当該職員の属する行政機関等（法第39条第1項に規定する行政機関等をいう。以下同じ。）において職員の職務に係る倫理の保持に責務を有する者又は上司に対して，自己若しくは自己の属する行政機関等の他の職員が法若しくは法に基づく命令（訓令及び規則を含む。以下同じ。）に違反する行為を行った疑いがあると思料するに足りる事実について，虚偽の申述を行い，又はこれを隠ぺいしてはならない。

3　法第2条第3項に規定する指定職以上の職員並びに一般職の職員の給与に関する法律第19条の3第1項の規定による管理職員特別勤務手当を支給される職員であって同法第10条の2第1項の規定による俸給の特別調整額を支給されるもの及びその職務と責任がこれに相当する職員として倫理監督官が定めるものは，その管理し，又は監督する職員が法又は法に基づく命令に違反する行為を行った疑いがあると思料するに足りる事実があるときは，これを黙認してはならない。

（利害関係者と共に飲食をする場合の届出）

第8条　職員は，自己の飲食に要する費用について利害関係者の負担によらないで利害関係者と共に飲食をする場合において，自己の飲食に要する費用が1万円を超えるときは，次に掲げる場合を除き，あらかじめ，倫理監督官が定める事項を倫理監督官に届け出なければならない。ただし，やむを得ない事情によりあらかじめ届け出ることができなかったときは，事後において速やかに当該事項を届け出なければならない。

一　多数の者が出席する立食パーティーにおいて，利害関係者と共に飲食をするとき。

二　私的な関係がある利害関係者と共に飲食をする場合であって，自己の飲食に要する費用について自己又は自己と私的な関係がある者であって利害関係者に該当しないものが負担するとき。

（講演等に関する規制）

第9条　職員は，利害関係者からの依頼に応じて報酬を受けて，講演，討論，講習若しくは研修における指導若しくは知識の教授，著述，監修，編さん又はラジオ放送若しくはテレビジョン放送の放送番組への出演（国家公務員法第百四条の許可を得てするものを除く。以下「講演等」という。）をしようとする場合は，あらかじめ倫理監督官の承認を得なければならない。

2　倫理監督官は，利害関係者から受ける前項の報酬に関し，職員の職務の種類又は内容に応じて，職員に参考となるべき基準を定めるものとする。

（倫理監督官への相談）

第10条　職員は，自らが行う行為の相手方が利害関係者に該当するかどうかを判断することができない場合又は利害関係者との間で行う行為が第3条第1項各号に掲げる行為に該当するかどうかを判断することができない場合には，倫理監督官に相談するものとする。

（贈与等の報告）

第11条　法第6条第1項の国家公務員倫理規程で定める報酬は，次の各号のいずれかに該当する報酬とする。

一　利害関係者に該当する事業者等から支払を受けた講演等の報酬

二　利害関係者に該当しない事業者等から支払を受けた講演等の報酬のうち，職員の現在又は過去の職務に関係する事項に関する講演等の報酬

2　法第6条第1項第四号の国家公務員倫理規程で定める事項は，次に掲げる事項とする。

一　贈与等（法第6条第1項に規定する贈与等をいう。以下同じ。）の内容又は報酬（同項に規定する報酬をいう。以下同じ。）の内容

二　贈与等をし，又は報酬の支払をした事業者等と当該贈与等又は当該報酬の支払を受けた職員の職務との関係及び当該事業者等と当該職員が属する行政機関等との関係

三　法第6条第1項第一号の価額として推計した額を記載している場合にあっては，その推計の根拠

四　供応接待を受けた場合にあっては，当該供応接待を受けた場所の名称及び住所並びに当該供応接待の場に居合わせた者の人数及び職業（多数の者が居合わせた立食パーティー等の場において受けた供応接待にあっては，当該供応接待の場に居合わせた者の概数）

五　法第2条第6項の規定の適用を受ける同項の役員，従業員，代理人その他の者（以下「役員等」という。）が贈与等をした場合にあっては，当該役員等の役職又は地位及び氏名（当該役員等が複数であるときは，当該役員等を代表する者の役職又は地位及び氏名）

146

10　Q&A　倫理法・倫理規程*

Q1 国家公務員倫理規程により，国家公務員はどのような規制を受けているのですか。
簡単に説明してください。

A1 　倫理規程では，国家公務員が，許認可等の相手方，補助金等の交付を受ける者など，
国家公務員の職務と利害関係を有する者（利害関係者）から金銭・物品の贈与や接待を
受けたりすることなどを禁止しているほか，割り勘の場合でも利害関係者と共にゴルフ
や旅行などを行うことを禁止しています。また，国の補助金や経費で作成される書籍
等，国が作成数の過半数を買い入れる書籍等について，国家公務員が監修料等を受領す
ることも禁止しています。

Q2 倫理規程における規制はどのような目的で設けられたのですか。

A2 　国家公務員は，国民全体の奉仕者として公正に職務の遂行に当たることが求められて
います。国家公務員が職務の遂行上，あるいは私生活において利害関係者と接触する
ケースは色々とあります。その中で，贈与を受けることなど一定の行為は，公正な職務
の遂行に対する国民の疑惑や不信を招くものであり，禁止・制限されるべきだと考えら
れます。
　倫理規程は，このような観点から，国家公務員が遵守すべき事項を定め，公務に対す
る国民の信頼を確保することを目的としています。

Q3 平成17年4月の倫理規程改正の基本的な考え方を説明してください。

A3 　倫理規程は，公務員不祥事が相次ぐという異常事態の下で，公務に対する国民の信頼
を確保するため制定されたものです。平成12年4月の施行後，目に余るような接待や贈
与は影を潜めるなど，かなりの前進が見られた一方で，組織ぐるみの違反行為と思われ
るような公務に対する国民の信頼を損ねる事案が跡を絶たないなど，なお，当時の異常
事態を完全には脱したとはいえず，平時に復したとは言い難い状況にあります。
　このような状況認識の下，一つには監修料問題や裏金問題に対処するとともに，組織
ぐるみの違反行為を防止するためには，新たな規制が必要であるとの結論に至ったとこ
ろです。
　また，一つには倫理規制が煩瑣であるために，違反をおそれて公務員が萎縮し，行政
対象の実態把握などが十分行われていないのではないかとの指摘も踏まえ，公務員が過
度に萎縮することなく，利害関係者との間においても，職務遂行上必要な情報収集や意
見交換などを行いやすくすることにより，国民の期待に応える行政の実現に資するよ
う，規制基準を分かりやすくすることが必要であるとの結論に至ったところです。
　これらを踏まえ，倫理審査会は，平成17年2月8日，①監修料の適正化を図る，②組
織的違反行為を規制する，③規制基準を分かりやすくする，との基本的考え方に立っ
て，内閣に対して，国家公務員倫理規程の一部改正を求める意見の申出を行い，これを

* 人事院ホームページ：https://www.jinji.go.jp/rinri/qa/main.html

受け，倫理規程の改正が行われたものです。

| Q4 | 「利害関係者」について，詳しく説明してください。 |

A4 　「利害関係者」とは，国家公務員が接触する相手方のうち，特に慎重な接触が求められるものです。ある国家公務員にとって「利害関係者」とは，その国家公務員が現に携わっている①〜⑧の事務の相手方をいいます。ただし，基本的に同一省庁内の国家公務員同士は利害関係者にはならないものとして取り扱うこととしています。

①　許認可等の申請をしようとしている者，許認可等の申請をしている者及び許認可等を受けて事業を行っている者

②　補助金等の交付の申請をしようとしている者，補助金等の交付を申請している者及び補助金等の交付を受けている者

③　立入検査，監査又は監察を受ける者

④　不利益処分の名あて人となるべき者

⑤　行政指導により現に一定の作為又は不作為を求められている者

⑥　所管する業界において事業を営む企業

⑦　契約の申込みをしようとしている者，契約の申込みをしている者及び契約を締結して債権・債務関係にある者

⑧　予算，級別定数又は定員の査定を受ける国の機関

| Q5 | 国家公務員は，自分が現に携わっている事務の相手方以外に「利害関係者」はいないのですか。 |

A5 　過去3年間に在職したポストの利害関係者は，異動後3年間は引き続き利害関係者とみなされます。

　また，ある国家公務員（A）の利害関係者が，別の国家公務員（B）に接触している場合，それが，BがAに対して持つ官職上の影響力を期待してのものであることが明らかなときは，Bにとっても利害関係者とみなされます。

　したがって，これらの者との間で行う行為は，倫理規程の規制を受けることとなります。

| Q6 | 「利害関係者」との間では，どのような行為が規制されるのですか。 |

A6 　規制される行為は，そのような行為が「利害関係者」との間でなされると，公正な職務の執行に対する国民の疑惑や不信を持たれるものです。具体的には，国家公務員は，「利害関係者」との間で次の行為を行うことが禁止されています。

①　金銭，物品又は不動産の贈与を受けること

②　金銭の貸付けを受けること

③　無償で物品又は不動産の貸付けを受けること

④　無償でサービスの提供を受けること

⑤　未公開株式を譲り受けること

⑥　供応接待を受けること

⑦　一緒に旅行，ゴルフ・遊技（麻雀など）をすること

⑧　利害関係者に要求して，第三者に対して①～⑦の行為をさせること

※これらに該当する行為でも，職務として出席した会合で弁当の提供を受けることや立食パーティーにおける飲食などは禁止対象から除外されています。

Q7　国家公務員が利害関係者から金銭・物品の贈与を受けたりすることを禁止することは分かりますが，割り勘の場合のゴルフや旅行まで禁止するのは行き過ぎではないでしょうか。

A7　どのような行為が禁止されるべきかについては，これまでの公務員不祥事の実態を見る必要があります。その中で，ゴルフや旅行については，過去に過剰接待の舞台となった多数の事例があり，最近でも，利害関係者の負担で海外へゴルフ旅行に行った事案が発覚しています。たとえ割り勘だとしても，公務員が自分が許認可等を与えたり，補助金の交付決定をする事務に携わっているその相手方と，一緒にゴルフや旅行をしたりする姿を一般の人が見れば，職務の執行の公正さに対して疑問を持つのではないでしょうか。このため，割り勘の場合でも，ゴルフ・遊技や旅行を禁止することとしています。

Q8　国家公務員は，友人から香典をもらうこともできないのですか。

A8　友人が，倫理規程で定められている「利害関係者」に該当しない場合には，香典を受け取ることができることはいうまでもありません。

　また，その友人が「利害関係者」に該当する場合でも，学生時代からの友人など，国家公務員としての身分にかかわらない関係（私的な関係）があれば，規制の例外として香典を受け取ることは認められています。

Q9　国家公務員が喪主として父の葬儀を執り行う際，利害関係者が亡くなった父との関係に基づき持参した香典（通常の社交儀礼の範囲内の金額）を受領した場合，報告書を提出する必要がありますか。

A9　国家公務員が喪主であるか否かにかかわらず，利害関係者が個人として持参した香典であれば，報告の必要はありません。（事業者等として持参した香典は，報告の必要があります。）

Q10　国家公務員が喪主として父の葬儀を執り行う際，利害関係のない者が職員本人との関係に基づき持参した香典（通常の社交儀礼の範囲内の金額）を受領した場合，報告書を提出する必要がありますか。

A10　国家公務員が喪主であるか否かにかかわらず，利害関係のない者が個人として持参した香典であれば，報告の必要はありません。（事業者等として持参した香典は，報告の必要があります。）

Q11　国家公務員が喪主として父の葬儀を執り行う際，利害関係のない者が亡くなった父との関係に基づき持参した香典（通常の社交儀礼の範囲内の金額）を受領した場合，報告書を提出する必要がありますか。

A11　国家公務員が喪主であるか否かにかかわらず，利害関係のない者が事業者等として持

参した香典であっても，報告の必要はありません。

Q12 国家公務員の婚約者が勤めている会社が国家公務員にとっての利害関係者に該当する場合，国家公務員は結婚披露宴で婚約者の上司・同僚等から祝儀を受け取ることはできないのですか。

A12 通常の社交儀礼の範囲内の祝儀を受け取ることは認められます。

Q13 国家公務員が結婚披露宴を行う際，その父との関係に基づき出席をした者（国家公務員にとっては利害関係者）からの祝儀は受け取ることができますか。また，この場合に報告書を提出する必要がありますか。

A13 父との関係に基づき祝儀が出された場合，通常の社交儀礼の範囲内の祝儀を受け取ることは認められます。また，利害関係者が個人として持参した祝儀であれば，報告の必要はありません。（事業者等として持参した祝儀は，報告の必要があります。）

Q14 民間企業等から表彰を受けたときは，贈与等報告書を提出する必要がありますか。

A14 賞状自体については，名誉を表すもので経済的価値がないことから，贈与等報告書を提出する必要はありませんが，副賞として受領する現金・物品・表彰式での飲食の提供については，贈与等報告書を提出する必要があります。ただし，次のいずれにも該当するものについては，贈与等報告書を提出する必要はありません。
① 公的性格又は公開性を有するもの
　・国，地方公共団体，外国政府など公的性格が強い機関が授与するもの
　・受賞者，受賞内容，副賞の額等が新聞，テレビ等により広く一般に公表されるもの
② 有識者等により，中立的かつ厳正に表彰者の選考が行われるもの

Q15 「私的な関係」があれば，食事をおごってもらったり，物品をもらったりすることも「利害関係者」との間で自由にできるのですか。

A15 「私的な関係」がある「利害関係者」との間では，職務上の利害関係の状況，私的な関係の経緯及び現在の状況，行おうとする行為の態様等を考慮して，公正な職務の執行に対する国民の疑惑や不信を招くおそれがないと認められる場合に限り，倫理規程上規制されている行為を行うことができます。例えば，国家公務員の親の葬儀に際し，「利害関係者」に該当する親戚から香典を受け取ることは認められるでしょうし，一方で，監督官庁に勤務する国家公務員の大学時代の同級生である従業員を使って，会社がその国家公務員に接待攻勢をかけるようなことは，いくら大学時代の同級生の関係があるといっても認められるものではありません。

Q16 利害関係者であるOBから，在職時代の思い出などを内容とする本（非売品）を自費出版したので，無償で職員に配布したいとの申し出がありましたが，受け取ることは倫理規程の禁止行為に該当しますか。

A16 在職時代を私的に回顧したものを退職後に自費出版した記念品的なものであり，倫理

150

規程の禁止行為には該当しません。

Q17 国家公務員の「利害関係者」に該当する企業の創立〇〇周年記念パーティー（立食形式）に出席して，利害関係者から飲食物の提供を受けることは，倫理規程に違反するのでしょうか。

A17 多数の者が出席する立食パーティーにおいて，利害関係者から飲食物の提供を受けることは，倫理規程上，例外として認められています。

Q18 地震等の被災地の復旧作業のために現地入りしている国家公務員（被災地の市が利害関係者に該当）が，災害対策本部でその市から弁当の提供を受けることは，倫理規程に違反するのでしょうか。

A18 お尋ねのような，国家公務員が，職務として災害対策に従事している際，業務遂行の合間に弁当など簡素な飲食物の提供を受けるケースについては，倫理規程の禁止行為には該当しないものとして取り扱って差し支えありません。

Q19 国家公務員が結婚披露宴に利害関係者を招待する場合には，倫理監督官に届出をする必要がありますか。利害関係者が行う結婚披露宴に，国家公務員が出席する場合（祝儀や会費を持参するため自己費用負担）はどうですか。

A19 いずれの場合も，多数の者が出席する結婚披露宴であれば，自己の飲食に要する費用が1万円を超える場合であっても，倫理監督官に届出をする必要はありません。

Q20 国の機関から職員の健康管理を委嘱されて月数回程度勤務する嘱託医（国家公務員ではなく，かつ，有給）と当該機関の職員が会食等をする場合，委嘱の契約事務に携わる職員にとって嘱託医は「利害関係者」に該当するのでしょうか。

A20 そのような嘱託医は，嘱託医という立場で行動している限りにおいては，同一省庁の職員に準ずると解されますので，利害関係者には該当しません。

Q21 国家公務員が，倫理監督官の承認を得て講演を行った際，講演の前後に，利害関係者から簡素な飲食物の提供を受けることはできるのですか。

A21 公務として又は倫理監督官の承認を得て講演を行った際の簡素な飲食については，職務として出席した会合における簡素な飲食物の提供に準ずるものとして取り扱って差し支えありません。

Q22 国家公務員は，自分の「利害関係者」が参加するゴルフコンペには参加することはできないのでしょうか。

A22 倫理規程では，国家公務員が「利害関係者」と共にゴルフをすることを禁止していますが，ここで禁止しているのは，国家公務員が利害関係者と打ち合わせて一緒にゴルフをするようなケースです。

したがって，国家公務員が会員となっているゴルフクラブの月例ゴルフコンペにたまたま「利害関係者」が参加していた場合であっても，そのゴルフコンペに参加すること

は一向に差し支えありません。

Q23 国家公務員が，利害関係者に該当するOB数名も参加する，OB会のゴルフコンペ（30〜40人以上が参加する規模のもの）に参加することは，倫理規程で禁止されている「利害関係者と共にゴルフをすること」に該当するのですか。

A23 利害関係者と同じ組でプレーすることを意図して参加するような場合を除き，お尋ねのようなゴルフコンペに参加することは倫理規程の禁止行為に該当しないものとして取り扱って差し支えありません。

Q24 利害関係者と共に旅行をすることが認められている「公務のための旅行」とは，どのような場合ですか。

A24 出張命令が出されていて，利害関係者の同行が公務に必要な場合です。

Q25 国家公務員が同窓会に出席することも倫理規程で禁止されているのですか。

A25 もちろん，禁止されていません。また，会費を支払って同窓会に出席し，利害関係者である友人と共に飲食し，その費用が1万円を超える場合であったとしても，学生時代の友人は「私的な関係」に当たるので，倫理監督官への届出は必要ありません。

Q26 国家公務員が出張で，利害関係のある民間企業を訪れた際，帰りに駅まで，偶然同方向に用務があるその企業の従業員が乗るタクシーに便乗することは，倫理規程に違反するのでしょうか。

A26 国家公務員は出張に当たり，必要な旅費を支給されているため，出張中の移動は自らの負担で行うことが原則となります。

ただし，その国家公務員のためにわざわざ便宜を図るものでなく，たまたま利害関係者が利用するタクシーが国家公務員と同じ目的地に行く場合や国家公務員の目的地を通過することが明らかな場合で，利害関係者に新たな追加的負担もないときには，便乗しても問題ありません。

Q27 贈与等報告書を提出しない職員は，懲戒処分に付されることがあるのですか。

A27 本省課長補佐級以上の職員は，一定の贈与を受けたときには贈与等報告書を提出する義務がありますが，それに違反したときは，事案の内容によって懲戒処分に付されることがあります。

ファーマ・インテグリティ株式会社：監修

　Integrity Partner として，製薬企業のコンプライアンス体制の構築を支援するプロフェッショナルなコンサルティング・ファーム。レギュレーションに対する専門的知見と，製薬業界における豊富なビジネス経験を有機的に連携させた，実践的なアドバイスを得意としている。コンプライアンスに対する日常の問合せへの対応から，社内規定の整備，役員・従業員への研修まで幅広いサービスを提供している。

木嶋洋平（弁護士・ニューヨーク州弁護士）：編著

京都大学法学部卒業
早稲田大学法務研究科修了
コーネル大学ロースクール（LL.M.）修了

2012 年	弁護士登録
2013～2017 年	エーザイ株式会社法務部
2015 年	ニューヨーク州弁護士登録
2017～2018 年	CSL ベーリング株式会社法務・コンプライアンス部部長
2019～2021 年	新四谷法律事務所
2019 年～	ファーマ・インテグリティ株式会社（取締役）
2021 年～	GIT 法律事務所

【著書】
• 「医療用医薬品広告規制ハンドブック」（薬事日報社，2020 年，編著）
• 「製薬企業におけるコンプライアンスの実現 改訂版」（薬事日報社，2019 年，共著）
• 「Q&A でわかる業種別法務 医薬品・医療機器」（中央経済社，2019 年，日本組織内弁護士協会監修（共著））

医療用医薬品利益供与・贈収賄規制ハンドブック
Handbook of Japanese Regulations on Transfer of Value and Bribery to Healthcare Professionals

　2021年 4 月 1 日　第 1 刷発行

　　　　監　　修　ファーマ・インテグリティ株式会社
　　　　編　著　木嶋 洋平

　　　　発　　行　株式会社薬事日報社　https://www.yakuji.co.jp
　　　　　　　　　［本社］東京都千代田区神田和泉町 1 番地　電話 03-3862-2141
　　　　　　　　　［支社］大阪市中央区道修町 2-1-10　　　　電話 06-6203-4191

　デザイン・印刷　永和印刷株式会社

ISBN978-4-8408-1557-4